Hanna Ginglas

DIE SANFTE ART DES HEILENS
HOMÖOPATHIE

FALKEN
TaschenBuch

Im FALKEN TaschenBuch sind weitere Titel zur ganzheitlichen Gesundheit erschienen. Sie sind überall dort erhältlich, wo es Bücher gibt.

Der Text dieses Buches entspricht den Regeln der neuen deutschen Rechtschreibung.

Dieses Buch wurde auf chlorfrei gebleichtem
und säurefreiem Papier gedruckt.

Originalausgabe
ISBN 3 635 60206 X

Umschlaggestaltung: Zembsch' Werkstatt, München
Gestaltung: Beate Müller-Behrens
Redaktion: Anja Schmidt, München/Sabine Weeke
Herstellung: Beate Müller-Behrens
Titelbild: Imagine, Hamburg/Horizon
Satz: Studio Bandur, Bad Camberg
Druck: Konkordia Druck GmbH, Bühl/Baden

817 2635 4453 6271

Inhalt

Danksagung

Mein Dank gilt den Menschen, die mich bei der Arbeit an diesem Buch unterstützt haben. Insbesondere möchte ich Dr. med. Elmar Ulrich für den wissenschaftlichen Beistand und seinen wertvollen Rat danken.
Ebenso gebührt mein aufrichtiger Dank der Redaktion des FALKEN TaschenBuchs, die den Weg für dieses Buch ebnete.
Auch meinen Freunden und meiner Familie danke ich. Ihre stete Ermutigung und ihr Glaube an mich und diese Arbeit waren in der Zeit des Schreibens hilfreich und förderlich.
Und schließlich möchte ich von ganzem Herzen meinem Lebenspartner David Luczyn danken, der durch sein Verständnis und Interesse an meiner Arbeit unser berufliches und privates Band noch enger knüpfte.

Vorwort

Homöopathie – 200 Jahre alt und faszinierend wie eh und je. Ich habe mich immer gefragt, wie ein Mensch auf einen solch genialen Gedanken wie den des Verschüttelns und Potenzierens kommen kann, um den reinen Informationsgehalt einer Substanz quasi zu extrahieren und dem Menschen nutzbar zu machen.

Es gibt meines Wissens nach in der Natur kein vergleichbares Prinzip. Hahnemann hat etwas völlig Neues geschaffen.

Er ist – wie alle Pioniere – von den eingetrampelten Pfaden abgewichen, um nach neuen Wegen in der Heilkunde zu suchen. Sein Antrieb war dabei, auch denjenigen Menschen helfen zu wollen, die mit den bekannten und praktizierten Methoden nicht mehr erreicht werden konnten.

Hahnemann hat auf seine Weise aus der Heilkunde eine Heilkunst gemacht. Die Homöopathie war und ist ein Dorn im Auge der orthodoxen Medizin. Sie stellt alle gültigen wissenschaftlichen Thesen auf den Kopf – und wirkt trotzdem. Und sie blüht und wird weiterblühen.

Die Autorin, die ich aus der Zusammenarbeit der letzten Jahre kenne und schätze, hat es hervorragend verstanden, den Geist Hahnemanns zu erfassen und die komplexen Zusammenhänge und Strukturen der Homöopathie verständlich und klar zu vermitteln.

Mit dem vorliegenden Buch hat sie einen wichtigen Beitrag zum breiteren Verständnis der hahnemannschen Lehre geleistet.

Ich wünsche ihr und dem Werk im Sinne der Homöopathie den größtmöglichen Erfolg.

Manfred Maiworm
Chefredakteur von CO'MED,
Fachmagazin für Complementär-Medizin

Einleitung

Ob Genmanipulation oder Zeugung im Reagenzglas, Organtransplantationen oder Operationen am offenen Herzen – die moderne Medizin präsentiert immer unglaublichere Möglichkeiten ihres Könnens. Doch trotz oder gerade aufgrund dieser rasanten Entwicklung, den häufig gravierenden Nebenwirkungen pharmakologischer Medikamente und einer Aufweichung ethischer Grenzen in der wissenschaftlichen Forschung, wächst bei vielen Menschen das Unbehagen und die Kritik am medizinischen Fortschritt. Die Zahl derer, die alten und neuen naturheilkundlichen Methoden aufgeschlossen gegenüberstehen, steigt – sowohl bei Patienten als auch unter denjenigen Ärzten und Therapeuten, die nach ganzheitlichen Behandlungsansätzen suchen, die den Menschen in seiner Körper-Geist-Seele-Einheit berücksichtigen.

Mittlerweile befürworten immerhin schon mehr als 60 Prozent der deutschen Ärzte den Einsatz so genannter komplementärer, also ergänzender Heilmethoden als begleitende Maßnahme zu schulmedizinischen Therapien, wobei die Phytotherapie, Akupunktur und Homöopathie in ihrer Gunst die ersten Plätze belegen. Umfragen haben zudem ergeben, dass überwiegende Teile der Bevölkerung an naturheilkundlichen Methoden interessiert sind und 65 Prozent von ihnen bereit wären, leichte Erkrankungen mit bewährten Hausmitteln zu kurieren und sich besonders bei Alltagsbeschwerden der „sanften" Medizin anzuvertrauen.

Viele Patienten haben ihre Jasager-Mentalität abgelegt und sind im Falle einer Erkrankung daran interessiert, über die Befragung „des Arztes oder Apothekers zu Risiken und Nebenwirkungen" hinaus einen aktiven Beitrag zur Wiederherstellung ihrer Gesundheit zu leisten. Sie verstehen sich als aufgeklärte Patienten, die kritisch hinterfragend statt entmündigt und bevormundet, dem Arzt als gleichberechtigte Partner gegenübertreten und in die therapeutischen Maßnahmen und Behandlungskonzepte mit eingebunden werden wollen – für so manchen Schulmediziner eine unbequeme Haltung und zugleich Herausforderung an sein Selbstverständnis als Arzt.

Auch die versicherungsrechtlichen Bestimmungen für Therapien und Methoden, die der Erfahrungsheilkunde zugerechnet werden, unterliegen in jüngster Zeit einem Wandel. So sind Behandlungsmethoden, Arznei- und Hilfsmittel der „besonderen Therapierichtungen" seit 1989 nicht mehr von einer Kostenübernahme auszuschließen. Auch homöopathische Arzneimittel (die grundsätzlich für Privat- sowie gesetzlich Krankenversicherte verordnungsfähig sind) dürfen bezahlt werden, wobei das Bundessozialgericht den Gesetzlichen Krankenkassen jedoch bestimmte Bedingungen diktiert hat. Ein besonderes Dilemma offenbart sich insofern bei der Kostenerstattung einer homöopathischen Behandlung: die Arzneimittel werden zwar bezahlt, die ANAMNESE, die gerade in der Homöopathie viel Zeit erfordert, jedoch nicht. Bei der Kostenübernahme von Homöopathika durch private Versicherungen hat ein rechtskräftiges Urteil des Amtsgerichts Wiesbaden 1995 klargestellt, dass die Homöopathie entweder als anerkanntes Heilverfahren vollständig zum Leistungsumfang einer Krankenkasse gehören oder dass man sie vollständig herauslassen muss. Das Gericht erkannte damit, dass die Homöopathie als Gesamtheit zu betrachten ist, die auf einem in sich geschlossenen Gedankengebäude basiert (Quellen: Ärzte-Zeitung, Forsa, Infratest).

Obwohl die medizinischen Fakultäten sich noch immer vehement einer Etablierung der Homöopathie in den universitären Ausbildungsgängen verschließen, können mittlerweile auch in der Naturwissenschaft Strömungen beobachtet werden, die für eine Öffnung und ein erweitertes Verständnis gegenüber schulmedizinischen Außenseitermethoden eintreten. Insbesondere die neue Generation von Medizinstudenten steht der Homöopathie und anderen naturgemäßen Heilmethoden neugierig interessiert und kritisch-offen gegenüber. Weiterbildungskurse für homöopathische Medizin können steigende Teilnehmerzahlen verzeichnen und Deutschlands älteste Ärztevereinigung, der seit 1829 bestehende *Deutsche Zentralverein homöopathischer Ärzte e.V.* (DZVhÄ), plädiert für eine akademische Anerkennung der Homöopathie.

Über diesen gegenwärtigen Trend hinaus gilt es als historische Tatsache, dass die Homöopathie als eine der wirksamsten und alle Anfeindungen der Schulmedizin überdauernde Erfahrungsheilkunde angesehen werden kann. Zudem bietet sie vielfältige Möglichkeiten einer schonenden Behandlung von hoher Verträglichkeit ohne die Gefahr der Gewöhnung. Dies entspricht gerade in unserer heutigen Zeit hoch technisierter

Apparatemedizin dem Wunsch vieler Menschen nach einer unschädlichen, nebenwirkungsfreien Alternative, der sie in jeder Hinsicht vertrauen können.
Doch was genau ist nun eigentlich Homöopathie und wie wirkt sie? Diesen Fragen wollen wir uns in diesem Ratgeber widmen, indem wir in verständlicher und anschaulicher Form in die Grundlagen und Prinzipien der Homöopathie einführen und sodann eine Auswahl von homöopathischen Mitteln vorstellen, die sich in der Praxis seit langem bewährt haben. Dabei sollen sowohl die Möglichkeiten als auch die Grenzen einer Selbstbehandlung aufgezeigt und umfassend darüber informiert werden, in welchen Fällen es angezeigt und erforderlich ist, einen Homöopathen oder Arzt des Vertrauens für die Diagnose und die weiteren therapeutischen Maßnahmen aufzusuchen.
Dieser Ratgeber will keinen leichtfertigen Umgang mit der Homöopathie begünstigen und soll auch keine Anleitung darstellen, nach dem Motto „Wie werde ich mein eigener Homöopath?“. Eine besondere Herausforderung beim Schreiben dieses Buches lag daher auch darin, die vielfältigen und überaus komplexen Zusammenhänge der Homöopathie in einer allgemein verständlichen Informationsauswahl zusammenzustellen, ohne verwirrend zu wirken. Das Verständnis, die Beherrschung und der Umgang mit der Homöopathie ist eine regelrechte Kunst. Sie bedarf medizinischen Wissens, einer guten Beobachtungsgabe und sehr viel Erfahrung. Hahnemann widmete ihr sein ganzes Leben – eine lange Zeit, denn er wurde 88 Jahre alt.
Homöopathie – Die sanfte Art des Heilens wendet sich an den interessierten Laien, der sich grundsätzlich mit der Homöopathie vertraut machen möchte. Ebenso möchte es Orientierung und Anregung sein, sich einmal aus einem anderen Blickwinkel den Phänomenen „Krankheit“ und „Heilung“ zu widmen und darüber hinaus eine Methode würdigen, die auf 200 Jahre Grundlagenforschung, Stabilität und Wirksamkeit zurückblicken kann.
Non inutilis vixi – ich habe nicht umsonst gelebt. Möge Hahnemann mit diesen Worten auf seiner Grabesinschrift Recht behalten und in naher Zukunft den ihm gebührenden Platz neben den konventionellen anerkannten schulmedizinischen Behandlungsmethoden einnehmen.

Was Sie über Homöopathie wissen sollten

Die Homöopathie hat sich in den letzten Jahrzehnten – zeitweise unter emotionsgeladener und kontroverser öffentlicher Diskussion – ihren festen Platz in der Medizin erobert und sie ist populär wie nie zuvor. In Zeitschriften und Magazinen werden Erfahrungsberichte veröffentlicht, Befürworter und Gegner erhitzen sich die Gemüter über ihre Wirksamkeit und viele gesundheitsbewusste Menschen kennen ihre Wirkung bereits aus eigener Erfahrung. Kurz: Die Homöopathie ist in aller Munde und vielen zumindest als Bezeichnung für eine ganzheitliche Heilmethode geläufig. Dabei sind Schlagworte wie „Tropfen im Bodensee" oder „homöopathische Dosis" in den Sprachgebrauch eingegangen als Synonym für eine Methode, die aus schulmedizinischer Sicht und im Rahmen herkömmlicher wissenschaftlicher Theorien nicht nachweisbar zu sein scheint. Zudem wird die Homöopathie noch immer als Alternativmedizin, die bestenfalls Placebo-Effekt habe, abgestempelt oder mit Phytotherapie (Pflanzenheilkunde) und anderen natürlichen Heilweisen gleichgesetzt oder verwechselt. Was also bedeutet Homöopathie nun tatsächlich?

Der Begriff Homöopathie, die „Lehre vom ähnlichen Leiden" (griech.: homoios = ähnlich; pathos = Leiden) stammt von dem deutschen Arzt, Apotheker und Chemiker Christian Friedrich Samuel Hahnemann (1755–1843), der vor über 200 Jahren in spektakulären Selbstversuchen entdeckte, dass sich Krankheiten mit Arzneisubstanzen heilen lassen, die beim Gesunden ähnliche Symptome hervorrufen. Das zentrale Prinzip der Homöopathie und damit Grundlage der Therapie ist die SIMILEREGEL *Similia Similibus curentur* (Ähnliches möge Ähnliches heilen). Die Kenntnis der Symptome, die der Wirkstoff einer Arznei beim Gesunden auslöst (ermittelt in der ARZNEIMITTELPRÜFUNG), ist dabei neben der ANAMNESE (ausführliche Befragung des Patienten unter Berücksichtigung charakteristischer, individueller Beschwerden, bisheriger Krankheiten und Lebensumstände) Voraussetzung für die Anwendung des geeigneten, in der

homöopathischen Aufbereitung (POTENZIERUNG) und Dosierung auf den Patienten und seine Erkrankung abgestimmten Arzneimittels.
Samuel Hahnemann gab damit einer Heilmethode ihren Namen, die nach grundsätzlich anderen Behandlungs- und Heilungsansätzen vorgeht, als dies in der „klassischen" Medizin der Fall ist, die er als *Allöopathie* (griech.: allos = anders/verschieden/fremd, pathos = Leiden) bezeichnete. In der Schulmedizin werden alle Patienten mit derselben klinischen Diagnose in der Regel auf die gleiche Weise behandelt, während bei einer homöopathischen Behandlung – entsprechend der Individualität des Kranken – ganz verschiedene, individuell auf die jeweilige Person abgestimmte Einzelmittel erforderlich sein können. Die Grundsubstanzen für die homöopathischen Arzneien stammen dabei aus dem Pflanzen-, Tier- und Mineralienreich und eine geringe Anzahl von ihnen hat Krankheitsprodukte als Ausgangsbasis (so genannte NOSODEN). Da aus der Sichtweise der Homöopathie eine Krankheit nicht nur ein Organ, sondern den ganzen Menschen betrifft (Körper, Seele und Geist), wird für die Therapie dasjenige homöopathische Mittel gewählt, das die so genannte TOTALITÄT DER SYMPTOME des Erkrankten abdecken kann. Es werden daher sowohl die körperlichen als auch seelische und geistige Symptome berücksichtigt, in einer Wertigkeitsskala erfasst und nach einer allgemein gültigen Symptome-Hierarchie geordnet und bewertet. Das KRANKHEITSBILD (die Gesamtheit der ermittelten Symptome) wird sodann dem ARZNEIMITTELBILD (Einzelerkenntnisse der Arzneiwirkung) gegenübergestellt und abgeglichen, sodass das geeignete SIMILE (das der Krankheit ähnlichste Arzneimittel) für die Erkrankung gewählt werden kann. Die Homöopathie konzentriert sich insofern auf die subjektiven und objektiven Symptome als die „Sprache" der Krankheit und die ähnlich wirkenden Arzneimittel. Am kranken (und gesunden) Menschen wird studiert, wie er als komplexes System auf ein Mittel oder auch Umweltreize reagiert. Dies bedeutet aus homöopathischer Sicht, dass jeder Mensch seine charakteristischen und individuellen Zeichen (die man ihm ansieht) und seine charakteristischen und individuellen Symptome (die er äußert) aufweist und als ein komplexes System auf Einflüsse und Reize reagiert. Die Homöopathie wird daher auch als Reiz- oder Regulationstherapie bezeichnet.

Bevor wir uns nun den Grundlagen und der Wirkungsweise der Homöopathie zuwenden, ist es für ein besseres Verständnis des homöopathischen Behandlungsansatzes hilfreich, vorab einen Blick auf Begriffe wie Krankheit und Heilung zu werfen, denn die Homöopathie nähert sich ihnen – wie aus den bisherigen Ausführungen bereits deutlich wurde – aus einem anderen Blickwinkel.

Gesundheit und Krankheit – Phänomene eines Ursprungs?

Der Arzt soll zurück in den Ursprung der Krankheit denken und nicht in das, was die Augen sehen. Diese Dinge sind Anzeigung, aber nicht Ursprung. Wie ein Rauch das Feuer anzeigt, das Feuer aber nicht ist. Den Rauch vom Feuer sollen wir nicht löschen, sondern allein das Feuer selbst. (Paracelsus, II. Buch Große Wundarzney)

Waren früher Seuchen, Epidemien und die Pest die Geißeln der Menschheit, sind heute Krebs, Aids, Herz-, Kreislauf- und die so genannten Zivilisations- und Umwelterkrankungen an deren Stelle getreten und fordern die wissenschaftliche Forschung und ärztliches Können heraus.
Ob es jemals Leben ohne Krankheit gab, ist und bleibt zweifelhaft – immer wieder treten Krankheiten auf, die hohe Anforderungen an die Medizin stellen. Und immer ist dabei für Arzt und Patient das Ziel, die Gesundheit wiederherzustellen und eine Heilung herbeizuführen.
Gesundheit wird dabei allgemein gültig als ein *Zustand körperlich und geistig-seelischen Wohlbefindens* und Krankheit als eine *Störung im Ablauf der Lebensvorgänge* (Brockhaus) definiert. Diese Beschreibung von Gesundheit und Krankheit ist für jeden verständlich. Nicht so leicht nachvollziehbar ist die Definition des Gesundheits- und Krankheitsbegriffes in der Homöopathie. Ihr Begründer Samuel Hahnemann vertrat die These, dass *im gesunden Zustand des Menschen eine belebende Lebenskraft waltet* und *einzig die krankhaft gestimmte Lebenskraft Krankheiten hervorbringt.* Sein Erklärungsmodell beruht auf der *Phänomenologie* (griech.: die Lehre von den Erscheinungen). Ausgehend vom Krankheitsbegriff in der Homöopathie bedeutet dies unter anderem, dass die

bei einer Erkrankung auftretenden Krankheitssymptome (zum Beispiel Fieber, Husten, Schnupfen) nicht die Krankheit selbst, sondern die äußerlich sichtbaren Zeichen eines inneren, nicht sichtbaren Krankheitsgeschehens sind. Bis eine Krankheit jedoch auftritt und mess- und nachweisbare Zeichen setzt, vollziehen sich im Organismus fortwährend unsichtbare Regulations- und Selbstheilungsprozesse, die wir einmal genauer beleuchten wollen.

Atmung, Herztätigkeit oder auch die Erhaltung einer gleichmäßigen Körpertemperatur sind Teil der „geheimnisvollen", nicht fassbaren Kraft im menschlichen Körper. Für uns sichtbar wird dies beispielsweise dadurch, dass Haare und Fingernägel sprießen oder dass Knochen nach einem Bein- oder Armbruch wieder zusammenwachsen. Diese Vorgänge zeigen an, dass der Organismus in der Lage ist, in einem überaus komplexen und komplizierten Körpersystem eine Ordnung aufrechtzuerhalten und wiederherzustellen oder beschädigte Körperteile teilweise oder vollständig zu ersetzen. Der Organismus ist dabei unentwegt äußerlichen Reizen ausgesetzt. Immer jedoch vollzieht sich eine Reaktion (zum Beispiel Schwitzen bei Hitze/Frieren bei Kälte), die gewährleistet, dass der Körper voll funktionstüchtig bleibt. Unter diesem Gesichtspunkt betrachtet, stellt also auch ein Krankheitsgeschehen eine zweckgerichtete Antwort auf Störfaktoren jeglicher Art dar. Das Fieber beispielsweise ist Zeichen eines inneren Vorganges, der über eine Körpertemperaturerhöhung und damit einhergehende vermehrte Schweißbildung dazu beiträgt, Toxine auszuschwemmen. Der Körper ist also einem ständigen Wechselspiel unterzogen und der Ausgang dieser „Kraftprobe" zwischen Gesundheit und Krankheit hängt sowohl von der Stärke des Reizes als auch von der Fähigkeit des Organismus' ab, damit fertig zu werden. Gelingt es dem Körper nicht, zwischen Reiz und Reaktion zu regulieren, können Beschwerden und Krankheiten auftreten, die möglicherweise einen chronischen oder degenerativen Verlauf nehmen.

Für die Entstehung von Krankheiten spielen also verschiedene Faktoren eine Rolle, die sich in der individuellen Konstitution und Krankheitsdisposition (Disposition = Anlage, Neigung) eines Menschen äußern, aber auch von Einflüssen der ihn umgebenden Umwelt und seiner psychischen Befindlichkeit bestimmt werden. Eine der grundlegenden Voraussetzungen für eine erfolgreiche Behandlung von Krankheiten ist daher immer auch verbunden mit der Fähigkeit des Arztes, einen Menschen als leiblich-seelische Ganzheit wahrzunehmen, seine Individualität, seine seelische Verfassung und sein soziales Umfeld zu erfassen und daraus die richtigen Rückschlüsse für die weiteren therapeutischen Maßnahmen zu gewinnen. Denn Körper, Geist und Seele sind Attribute des menschlichen Daseins und weisen darauf hin, dass der – gesunde wie kranke – Mensch eine Einheit mit der Natur und Umwelt bildet, von ihr also untrennbar ist. Doch viele Ärzte haben die Kunst, einen Menschen als Ganzheit zu erfassen, zu begreifen und zu behandeln, verlernt. Statt dessen bedienen sie sich einer Fülle teurer Apparaturen und haben das Hauptgewicht ihrer Behandlung auf die Diagnostik und – der vermeintlichen Erwartungshaltung des Patienten entsprechend – auf die „chemische Fütterung" verlagert. Zeitmangel ist der Tribut, den die heutige Zeit fordert – und das zeigt sich ebenso in der Einstellung des Patienten zu Gesundheit und Krankheit. Neben anderen Faktoren hat dies dazu geführt, dass auch die Wertmaßstäbe und Anforderungen, die an einen Arzt gestellt werden, sich im Laufe der Zeit verändert haben. Die Verantwortung für das eigene Wohlbefinden wird allzu gern dem Arzt überantwortet. Er gilt dann als gut, wenn er schnell alle Beschwerden und Schmerzen beseitigt – denn wer kann es sich schon „leisten", krank zu sein? Dabei wird oftmals fast blind einer scheinbar grenzenlosen Allmacht der Medizin vertraut. Nicht umsonst werden Ärzte häufig als „Götter in Weiß" bezeichnet. Der Begriff der Selbstheilungskraft des Körpers und die Notwendigkeit, für die eigene Gesundheit mit zu sorgen und sich mitverantwortlich zu fühlen, geriet dabei immer mehr in Vergessenheit und wich dem Glauben, der Arzt, die pharmakologische Forschung und die segensreichen Errungenschaften eines hoch entwickelten Gesundheitssystems „werden das schon machen". Tatsächlich hat die Medizin viel erreicht: Seuchen und Epidemien wurden besiegt, die Lebenserwartung ist gestiegen und viele gefürchtete Krankheiten haben ihren Schrecken verloren. Doch noch immer sind die Arztpraxen gefüllt, schulmedizinisch „austherapierte" Patienten und chronisch Kranke pilgern von Spezialist zu Spezialist oder suchen ihr Heil bei Geistheilern und Handauflegern. Viele Menschen sind von dem Idealzustand Gesundheit auch heute noch weit entfernt. Doch für alle ist nach wie vor gültig, dass sie sich in ihrer körperlichen, seelischen und geistigen Befindlichkeit während einer Krankheit ernst- und angenommen fühlen wollen. Hinter allem, oftmals Angst einflößenden, computergesteuerten, apparatetechnischen Aufwand wollen sie sich in ihrer Ganzheit gesehen, verstanden und behandelt wissen.

Zur Geschichte der Homöopathie

Das ärztliche Wissen zur Zeit Samuel Hahnemanns zeichnete sich vornehmlich durch „spekulative Arzneisysteme" und die unterschiedlichsten, sich oftmals widersprechenden medizinischen Theorien aus. So führte man Krankheiten entweder auf natürliche Ursachen zurück (krankheitsfördernde Lebensgewohnheiten), empfand sie als gottgewollte Bewährungsprobe oder machte Dämonen, Hexen oder andere übernatürliche Kräfte dafür verantwortlich. Doch so sehr die damaligen Krankheits- und Therapiekonzepte auch voneinander abwichen, gab es doch übereinstimmende Vorstellungen von den natürlichen Ursachen gesundheitlicher Störungen, die unter Anderem auf der Lehre Hippokrates' von den vier Körpersäften (Blut, Schleim, gelbe und schwarze Galle) basierten.
Die medizinische Versorgung der Bevölkerung lag vorwiegend in den Händen von Badern und Wundärzten. So führten Bader therapeutische Maßnahmen wie Aderlassen, Klistieren und Schröpfen aus, von den Wundärzten wurden chirurgische Eingriffe (bis hin zu Amputationen) vorgenommen. Mit Hilfe von Aderlässen, Brech- und Abführmitteln wurde versucht, das Missverhältnis der vier Körpersäfte wieder ins Lot zu bringen. Doch so mancher Patient starb eines frühen Todes – entweder durch riskante und kräftezehrende ärztliche „Rosskuren" oder durch unzureichende medizinische Versorgung – denn oftmals wurde ärztliche Hilfe selbst bei akuten, schweren Erkrankungen aus finanziellen Gründen erst nach Tagen oder Wochen hinzugezogen. Enge Grenzen waren auch den Untersuchungen am Krankenbett gesetzt, da viele diagnostische Verfahren zu dieser Zeit noch nicht erfunden waren.
Die medizinischen Konzepte und Methoden hatten daher zumeist nur einen gemeinsamen Nenner: das spekulative Wissen um die Vorgänge im

menschlichen Körper und die weitgehend ungeklärten Phänomene von Leben, Gesundheit und der Entstehung von Krankheiten.
In dieser durch Theorie und Spekulation geprägten Zeit betrat Samuel Hahnemann heilkundliches Neuland und entdeckte die Homöopathie. Er hatte in seinem Werdegang als Arzt einen Punkt erreicht, an dem sich sein Ideal von Heilung mit den von ihm und seinen Berufskollegen praktizierten ärztlichen Behandlungsmethoden nicht mehr vereinbaren ließ, weil er sich ein *empfindliches Gewissen daraus machte, unbekannte Krankheitszustände mit unbekannten Arzneien zu behandeln, die leicht das Leben in Tod verwandeln oder zu neuen Beschwerden und chronischen Übeln führen können* (Organon der Heilkunst). Durch seinen Chinarinden-Versuch (1790) und darauf folgende weitere Selbstversuche war er zu der Überzeugung gelangt, dass *im gesunden Zustand des Menschen eine belebende Lebenskraft (Dynamis) waltet, einzig die krankhaft gestimmte Lebenskraft* Krankheiten hervorbringt und *die unseren Sinnen wahrnehmbare Krankheitsäußerung zugleich alle innere Veränderung, die ganze krankhafte Verstimmung der inneren Dynamis ausdrückt und die ganze Krankheit zutage legt.* Und weiter: Es gibt nichts ... *im Innern des Menschen, was sich nicht durch Krankheitszeichen und Symptome dem genau beobachtenden Arzte zu erkennen gäbe* ... (Organon der Heilkunst). Ein weiteres Resümee seiner experimentellen Erkenntnisse war, dass jede wirksame Arznei *eine eigene künstliche Krankheit zu erzeugen in der Lage ist* und dass in einem Organismus nicht gleichzeitig zwei den Symptomen nach ähnliche Krankheiten existieren können, da sie sich gegenseitig aufheben (bekommt ein kranker Mensch also eine Substanz verabreicht, die eine künstliche Krankheit mit ähnlichen Symptomen hervorruft, wird die natürliche sozusagen von einer künstlichen, ähnlichen Krankheit überlagert, wodurch die Selbstheilungskräfte des Organismus angestoßen werden und eine Heilung erfolgen soll).
Aus dieser Erkenntnis leitete Hahnemann die Ähnlichkeitsregel *Similia Similibus Curentur* (Ähnliches möge Ähnliches heilen) ab:
Wähle, um sanft, schnell, gewiß und dauerhaft zu heilen, in jedem Krankheitsfalle eine Arznei, welche ein ähnliches Leiden für sich erregen kann, als sie heilen soll. (Organon der Heilkunst).
Es sollte die Geburtsstunde der Homöopathie werden – und mit ihr entwickelte sich eine neue Sicht von Krankheit und Heilung. Doch Hahnemann rebellierte nicht nur gegen medizinische Unsinnigkeiten, er

entfachte eine regelrechte Revolution innerhalb der Ärzteschaft. Seine Lehre verbreitete sich, es bildeten sich Arbeitsgemeinschaften. Und im gleichen Maße, wie seine homöopathische Lehre populär wurde, entstanden zwei gespaltene Lager: auf der einen Seite die glühenden Anhänger, Schüler und Verfechter seiner „reinen Lehre“, auf der anderen Seite Berufskollegen, die seine Heilsbotschaft in Grund und Boden verdammten. Angriffe auf ihn wurden die Regel und mit ihnen viele Missverständnisse, Streitereien und bereits zu seinen Lebzeiten neue Strömungen gegen die „reine Lehre“. Der einzige Nichthomöopath, der Hahnemann und die Homöopathie nüchtern und ohne Vorurteile betrachtete, war der Berliner Arzt Christoph Wilhelm Hufeland:

„Die Zeit wird richten. Bis dahin wollen wir fortfahren, unparteiisch zu prüfen, uns mehr an die Sache als an die Theorie halten und vor allem keine neuen Sekten stiften mit Intoleranz und Verfolgungssucht, sondern uns alle als Diener eines Tempels und als solche betrachten, welche gemeinschaftlich nach einem Ziele streben, wenngleich auf verschiedenen Wegen.“

Doch auch heute noch, über 200 Jahre nach Hahnemanns „sanfter Revolution“, scheiden sich am Thema Homöopathie die Geister. Von ihren Verfechtern als eine tief ins Seelische greifende Heilkraft hochgelobt, wird sie von ihren Gegnern genauso engagiert denunziert, tabuisiert oder bestenfalls als Alternativmedizin mit zweifelhafter Wirkung geduldet. Doch auch der Kampf im eigenen Lager tobt weiter. Klassisch arbeitende Homöopathen haben nur ein Naserümpfen übrig für diejenigen, die den von Hahnemann formulierten homöopathischen Grundsätzen und Prinzipien „untreu“ werden und Komplexmittel verordnen.

Welche Kriterien muss eine Heilmethode jedoch erfüllen, um nicht als Zufallsmedizin abklassifiziert zu werden? Hahnemann selbst hatte sämtliche Prinzipien der Homöopathie und deren Anwendung exakt definiert und in seinem „Organon der rationellen Heilkunde“ dokumentiert. Um einen Einblick in das Lebenswerk und die Persönlichkeit Hahnemanns zu vermitteln, werden daher in diesem Ratgeber immer wieder wichtige Textpassagen aus seinem Organon (Organon = Anweisung, Anleitung) zitiert. Seine Arbeit bildete die Basis für eine Heilmethode, die auf experimenteller Erfahrung beruht. Doch die Schulmedizin fordert noch immer Beweise für seine Methode, obwohl sie sich in der praktischen Erfahrung unzähliger Homöopathen und homöopathischer Ärzte bereits seit langem bewährt hat. Dass der Stellenwert der Homöopathie auch in der Praxis niedergelassener Ärzte sehr viel höher ist als es der noch weitgehend geschlossene Widerstand der universitären Schulmedizin vermuten lässt, ist in Umfragen mehrfach belegt worden. Zumindest inoffiziell werden neue Wege beschritten. So mancher niedergelassene Arzt entdeckt seine versteckten Neigungen für naturheilkundliche Methoden und versucht eine therapeutische Gratwanderung. Hinter vorgehaltener Hand werden Behandlungsvarianten und -erfolge geschildert, die außerhalb der schulmedizinischen Richtlinien liegen. Große Teile der Ärzteschaft können oder wollen sich jedoch noch immer nicht von der Vorstellung lösen, dass die Homöopathie allenfalls bei harmlosen Erkältungen oder Kopfschmerzen nützlich sei, obwohl unzählige homöopathische Behandlungserfolge diese Aussage widerlegen. Auf der anderen Seite wird kein Homöopath ernsthaft behaupten wollen, zum Beispiel Knochenbrüche heilen oder notwendige operative Eingriffe ersetzen zu können. So stehen sich die Parteien auch heute noch in einem jahrhundertealten Konflikt unversöhnlich gegenüber, betonen die Unvereinbarkeit ihrer gegensätzlichen Behandlungsansätze und versuchen weiterhin, die „unfassbare" Wirksamkeit der Homöopathie zu beweisen oder zu widerlegen. Der Patient sitzt zwischen den Stühlen und stellt sich währenddessen die Frage, auf welcher Seite die heilbringende Wahrheit zu finden ist. An diesem Punkt der gegenwärtigen Diskussion ist möglicherweise ein Beispiel aus der Natur hilfreich: das „Phänomen Hummel". Sie hat eine Flügelfläche von 0,7 Quadratzentimetern bei 1,2 Gramm Körpergewicht. Nach den bekannten Gesetzen der Flugtechnik ist es unmöglich, bei diesem Verhältnis zu fliegen. Die Hummel weiß das nicht. Sie fliegt einfach! Oder – mit Goethes Worten: *Man suche nur nichts hinter den Phänomenen. Sie selbst sind die Lehre.*

Samuel Hahnemann – Pionier einer neuen Heilkunst

Des Arztes höchster und einziger Beruf ist, kranke Menschen gesund zu machen, was man Heilen nennt. (Organon der Heilkunst)

„Was fehlt Ihnen?" oder „Wie fühlen Sie sich?" – wir alle kennen diese Fragen unseres Arztes, wenn wir uns mit unseren Beschwerden an ihn wenden. Als Patient schildern wir ihm dann, was wir an uns wahrgenommen haben: Wir haben Husten oder Schnupfen, leiden unter innerer Unruhe oder Schlaflosigkeit oder fühlen uns wie zerschlagen. Wir schildern Symptome unserer Krankheit und helfen dadurch dem Arzt, eine Diagnose zu stellen. In der Regel wird er einleitend unseren Puls fühlen, den Blutdruck messen, die Herztöne abhorchen und gegebenenfalls Blut entnehmen, um durch Untersuchungen im Labor wichtige Rückschlüsse auf eine mögliche Erkrankung innerer Organe ziehen zu können. Der Arzt wird also bemüht sein, durch Zuhören, das Beobachten und Erkennen von KRANKHEITSBILDERN in Verbindung mit seinem Erfahrungsschatz die Ursachen für unsere Gesundheitsstörung zu finden und idealerweise durch geeignete Therapiemethoden (Diät, Medikamente, therapeutische Anwendungen etc.) unsere Krankheit zu heilen.

Der vorurtheillose Beobachter ... nimmt, auch wenn er der Scharfsinnigste ist, an jeder einzelnen Krankheit nichts, als äußerlich durch die Sinne erkennbare Veränderungen im Befinden des Leibes und der Seele, Krankheitszeichen, Zufälle, Symptome wahr, das ist, Abweichungen vom gesunden, ehemaligen Zustande des jetzt Kranken, die dieser selbst fühlt, die die Umstehenden an ihm wahrnehmen, und die der Arzt an ihm beobachtet. Alle diese wahrnehmbaren Zeichen repräsentieren die Krankheit in ihrem ganzen Umfange, das ist, sie bilden zusammen die wahre und einzig denkbare Gestalt der Krankheit ... (Organon der Heilkunst).

Der Arzt, der auf diese Grundpfeiler medizinischer Diagnose – Beobachtung, Nachdenken und Erfahrung – das Fundament einer umfassenden, neuen Heilmethode aufbaute, zeitlebens weiterentwickelte und dabei auch nicht vor zahlreichen, in ihrer Wirkung unvorhersehbaren Selbstversuchen Halt machte, war Samuel Hahnemann. Ihm ist zu verdanken, was 1796 nach einem spektakulären Selbstversuch mit Chinarinde in die Annalen der medizinischen Geschichte eingehen sollte: die Entdeckung der Homöopathie und die Entwicklung des Heilungsgrundsatzes *Similia Similibus Curentur*.

Um diesen Arzt und Gelehrten und seine revolutionäre Sicht von Heilung verstehen und nachvollziehen zu können, bedarf es daher zunächst eines tieferen Blickes in die historischen Zusammenhänge und medizinischen Gegebenheiten im Deutschland des 18. Jahrhunderts. Der Siebenjährige Krieg tobte, es herrschten Hunger und Not. Seuchen und Epidemien grassierten, die medizinische Versorgung der Bevölkerung war völlig unzureichend und nur allzu oft eine Sache des Geldbeutels. Die damalige Heilkunst war geprägt von Aderlässen, Klistieren, Brechmitteln und allerlei wundersamen Heilmitteln (nicht selten in lebensbedrohlich hohen Dosen) und zeichnete sich durch die unterschiedlichsten Theorien und Meinungen über Krankheitsursachen und deren Behandlungsmethoden aus. In diese Zeit wurde Christian Friedrich Samuel Hahnemann am 10. April 1755 in Meißen als Sohn des Porzellanmalers Christian Gottfried Hahnemann geboren. In seiner körperlichen Konstitution eher schwach als robust veranlagt, dabei aber außerordentlich lernbegierig, sprachbegabt und mit zähem Fleiß ausgestattet, entwickelte Samuel bereits in frühester Jugend eine ausgeprägte Neigung zum Lesen, Lernen und Denken, obwohl die Armut der Familie keine regelmäßigen Schulbesuche zuließ, da der Vater in den Nachkriegsjahren das nötige Schulgeld nur zeitweise aufbringen konnte.

Trotz seines großen Wissensdurstes wurde er von seinem Vater bei einem Leipziger Kaufmann in die Lehre geschickt, die er jedoch bereits nach wenigen Wochen trotz der Aussicht auf eine strenge Strafe des Vaters abbrach. Das Verständnis der Mutter für die geistige Sehnsucht und Wesensart ihres Sohnes bewirkten jedoch schließlich, dass Samuel Hahnemann weiter die Schule besuchen durfte und er erhielt sogar ein Stipendium für begabte Schüler an der Fürstenschule St. Afra in Meißen. Dies sollte später für ihn von Bedeutung werden, denn durch das Studium der griechischen Sprache (die er bereits mit 12 Jahren beherrschte) konnte er die Werke der antiken Philosophen lesen und kam in Kontakt mit den Schriften Hippokrates' und Galens. Sie wurden der geistige Nährboden

für sein erklärtes Ziel, Menschen zu heilen. Nach sehr erfolgreichem Abschluss seiner Studien erreichte er schließlich die Erlaubnis seines Vaters, Arzt zu werden und verließ 1775 mit 20 Jahren sein Elternhaus, um an der Universität in Leipzig zu studieren. Da sein Vater ihm nur wenig Geld mit auf den Weg geben konnte, war Hahnemann gezwungen, sich parallel zum Studium seinen Lebensunterhalt durch das Übersetzen fremdsprachiger Bücher ins Deutsche selbst zu verdienen.
Aufgrund der unzureichenden Möglichkeiten, das im Studium vermittelte theoretische Wissen auch praktisch am Krankenbett umzusetzen, wechselte er 1777 nach Wien, eine bereits zu dieser Zeit angesehene Universitätsstadt mit renommierten Professoren. Hahnemann hatte dabei das große Glück, sowohl den Rektor der Universität, den kaiserlichen Leibarzt Freiherr Dr. Joseph von Quarin als Freund zu gewinnen und bei seinen Privatsprechstunden begleiten zu dürfen (*... dem Leibarzt von Quarin verdanke ich, was Arzt an mir genannt werden kann ...*), als auch auf dessen Empfehlung Hausarzt und Bibliothekar des Statthalters von Siebenbürgen, Baron von Brukenthal, zu werden. Er erweiterte seine Sprachkenntnisse um Englisch, Französisch, Italienisch, Lateinisch, Griechisch, Hebräisch und Syrisch. 1779 wechselte er zum Abschluss seines Studiums nach Erlangen, wo er – nach nur vier Studienjahren – mit der Dissertation „conspectus adfectum spasmodicorum aetiologicus et therapeutics“ (Betrachtung der Ursache und der Behandlung von Krampfzuständen) die Doktorwürde erhielt. Dieses Thema sollte auch seine späteren Forschungen weiter beeinflussen. Es folgten unruhige Wanderjahre, in denen Hahnemann in zahlreichen Orten als Landarzt praktizierte und anfing, Artikel zu schreiben. Nach Stationen in Hettstedt und Leipzig absolvierte er 1781 in Dessau eine Apothekerlehre in der Mohren-Apotheke des Apothekers Häseler und lernte dessen Stieftochter Johanne Leopoldine Henriette Küchler kennen – und lieben. 1782, sechsundzwanzigjährig, heiratete er sie und war einige Zeit als Physikus in Gommern tätig. Als Stellvertreter des erkrankten Stadtphysikus' Wagner betreute er die Krankenhäuser der Stadt und arbeitete darüber hinaus als Gerichtsarzt. 1784 bis 1789 lebte und arbeitete er in Dresden als „privatisierender Gelehrter“, übersetzte und verfasste selbstständige Werke (unter Anderem „Anleitung, alte Schäden und faule Geschwüre zu heilen“) und medizinische Abhandlungen. Bereits

in dieser Zeit beklagte er wiederholt die Unzuverlässigkeit pharmazeutischer Präparate und sprach sich, um Verunreinigungen zu vermeiden, für die ärztliche Selbstzubereitung von Arzneien aus, was später zu vielen Anfeindungen führen sollte. Noch bevor Hahnemann 1789 nach Leipzig zog, hatte er den Arztberuf vorübergehend aufgegeben, denn die damaligen Methoden der Medizin standen in krassem Gegensatz zu seinem Anspruch an eine menschenwürdige, auf Nächstenliebe gründende Berufung des Arztes. (*Aderlassen, Temperirmittel, laue Bäder, verdünnende Getränke, ermattende Diät, Blutreinigungen und ewige Lascanzen und Klystire sind die Zirkel, worin sich der Mittelschlag der deutschen Ärzte unablässig herumdreht.*) Er forderte unter Anderem, den Arsenikverkauf zu verbieten, machte Vorschläge zur allgemeinen Giftverordnung und gab aufgrund seiner ARZNEIMITTELPRÜFUNGEN an Hunden exakte Anwendungsvorschriften heraus. Er stellte völlig neue Forderungen an die Hygiene, gab Empfehlungen für die Behandlung von Infektionskrankheiten und propagierte eine gesunde Lebensweise mit Licht, Luft und Bewegung. Nur mit Mühe konnte er mit seiner Arbeit seine wachsende Familie (das Ehepaar Hahnemann hatte 11 Kinder!) ernähren. Doch die Suche nach Wissen, seine Ausdauer und sein ungebremster Glauben an ein hohes Ideal von Heilung ließen ihn in seinen unermüdlichen Forschungen nicht innehalten. So auch, als er 1790 die *Materia medica* (Bezeichnung für Arzneimittellehre) des schottischen Mediziners und Pharmakologen William Cullen übersetzte und dabei wie gewohnt in Fußnoten seine eigenen Erfahrungen und Kenntnisse vermerkte. Es sollte die Geburtsstunde der Homöopathie werden, denn Hahnemann – aufgerüttelt von den Erklärungen Cullens zur Wirkung der Chinarinde bei Wechselfieber – unternahm einen Selbstversuch, aß von der Chinarinde und bekam wenige Stunden später die typischen Symptome des Wechselfiebers. Er wiederholte das Experiment noch einige Male mit dem gleichen Resultat. Seinen Selbstversuch beschrieb er selbst mit den Worten:

Ich nahm des Versuchs halber etliche Tage zweimahl täglich jedesmahl 4 Quentchen gute China ein: die Füße, die Fingerspitzen usw. wurden mir erst kalt, ich ward matt und schläfrig, dann fing mir das Herz an zu klopfen, mein Puls ward hart und geschwind, eine unleidliche Ängstlichkeit, ein Zittern (aber ohne Schauder), eine Abgeschlagenheit durch alle Glieder; dann ein Klopfen im Kopf, Röte der Wangen, Durst ... Mit kurzem: auch die mir bei Wechselfieber gewöhnlichen besonders charakteristischen Symptome, die Stumpfheit der Sinne, die Art von Steifigkeit in allen Gelenken, besonders aber die taube widrige Empfindung, welche in dem Periostium über allen Knochen des ganzen Körpers ihren Sitz zu haben scheint – alle erschienen. Dieser Paroxsym dauerte 2 bis 3 Stunden jedesmahl, und erneuerte sich, wenn ich diese Gabe wiederholte, sonst nicht. Ich hörte auf, und ich ward gesund.

Es sollte noch weitere sechs Jahre dauern, bis Hahnemann seine Beobachtungen und Prüfungen in einer Abhandlung in *Hufelands Journal* (Christoph Wilhelm Hufeland, Berliner Arzt, 1762–1836) *Versuch über ein neues Prinzip zur Auffindung der Heilkräfte der Arzneisubstanzen nebst einigen Blicken auf die bisherigen* veröffentlichte. Dieser erste spektakuläre Selbstversuch, dem in den darauffolgenden Jahren noch unzählige folgen sollten, bildete die Basis für den von ihm daraus begründeten Heilungsgrundsatz *Similia Similibus Curentur,* den zentralen Leitsatz der Homöopathie, der unter Homöopathen auch als SIMILEREGEL, SIMILEGESETZ oder SIMILEPRINZIP bezeichnet wird. So kurz und knapp dieser Satz gehalten ist, so prägnant und revolutionär war er in seiner Aussage, denn er stand in direktem Gegensatz zu dem alten Heilungsgrundsatz *Contraria Contrariis* (mit Gegensätzlichem zu heilen versuchen) und wurde Anlass für geradezu erbitterte Anfeindungen, Missverständnisse und Fehlinterpretationen. (Im Kapitel *Grundlagen und Wirkungsweise der Homöopathie* wird daher diese ÄHNLICHKEITSREGEL zum besseren Verständnis noch näher erläutert werden.)

Intoleranz und Verfolgungssucht blieben auch in den darauffolgenden Jahren Wegbegleiter Hahnemanns. Ungeachtet dieser Verleumdungen forschte er ungebremst und erweiterte mit neuen Erkenntnissen die Prinzipien und Regeln der Homöopathie, kämpfte jedoch gleichzeitig vehement gegen Arzneigemische und neue Strömungen in der homöopathischen Lehre.

Nach Aufenthalten unter anderem in Gotha, Göttingen, Pyrmont, Wolfenbüttel und Hamburg kehrte er mit seiner Familie 1811 wieder nach Leipzig zurück, habilitierte und lehrte an der dortigen Universität, bis er Leipzig 1821 verlassen musste, da ihm die Herstellung eigener Arzneimittel in Leipzig verboten worden war. Von 1821 bis 1835 wirkte er in Köthen. Ein ehemaliger Patient, Herzog Ferdinand von Anhalt-Köthen, hatte ihm hier das Recht zur Arzneimittelherstellung zugesichert.

Hahnemann publizierte während seiner gesamten Schaffenszeit zahlreiche Bücher und Schriften, so unter Anderem 1806 „Heilkunde der Erfahrung“, gefolgt von der ersten Ausgabe des „Organon der rationellen Heilkunde“ (1810), das sämtliche Prinzipien der Homöopathie und deren praktische Anwendung enthielt und ab der zweiten Ausgabe „Organon der Heilkunst“ hieß. Er schrieb sechs Bände „Reine Arzneimittellehre“ (1811–1821), die 66 geprüfte Arzneien enthielt, fünf Bände „Die Chronischen Krankheiten“ (1828–1839) mit ausführlichen Beschreibungen von 49 Arzneien sowie zahlreiche Artikel. Noch zu seinem fünfzigsten Doktorjubiläum im Jahre 1829 waren Ruhe und Erholung ein Fremdwort für ihn, sein Arbeitseifer ungebrochen.

1830 traf ihn ein schwerer Schicksalsschlag: seine Frau Henriette verstarb nach fast 48-jähriger Ehe. Er war nun 75 Jahre alt, berühmt und einsam und nur das aus seiner ärztlichen Tätigkeit resultierende Arbeitspensum erleichterte ihm die Zeit der Trauer. Doch wie so oft in seinem Leben, in dem Glück auf Leid und Freude auf Schmerzen gefolgt war, änderte sich seine persönliche Situation vier Jahre später durch die Bekanntschaft mit Marie Melanie d'Hervilly. Die 35 Jahre jüngere Französin hatte ihn mit „neuralgischen Schmerzen“ aufgesucht, wurde bald darauf seine Schülerin – und aufgrund ihres exzentrischen Auftretens das Stadtgespräch von Köthen. Nur wenige Monate später, 1835, heiratete das ungleiche Paar. Seine jungvermählte Frau verstand es, in ihm, dem altehrwürdigen Hofrat, die Sehnsucht nach der großen Welt zu entfachen und so zogen die Eheleute noch im Sommer des gleichen Jahres nach Paris.

Es wurde ein persönlicher Triumph für den inzwischen 80-Jährigen. Paris, die Stadt, in der die Homöopathie gerade einen großen Aufschwung erlebte, bereitete ihm einen rauschenden Empfang: er wurde von der *Gallikanischen Gesellschaft für Homöopathie* und dem *Institute homöopathique* feierlich gewürdigt und zum Ehrenvorsitzenden ernannt. Und auch die äußeren Lebensumstände änderten sich ein letztes Mal. Samuel Hahnemann wurde wohlhabend und hielt sich eine eigene Dienerschaft. Die guten Kontakte seiner Frau zu einflussreichen Kreisen ermöglichten es ihm, schon bald nach der Ankunft eine eigene Praxis zu eröffnen. Innerhalb kurzer Zeit wurde er zu einem der angesehensten Ärzte von Paris und zu einem Weltmann, der nach langen entbehrungs- und arbeitsreichen Jahren nun auch

Musik, Kunst und kulturelle Veranstaltungen genoss. Seine Frau (... *von den reinsten Sitten, vielen Kenntnissen, hellem Verstande und dem besten Herzen* ...) war Muse und Inspiration für ihn, seine Lebensgeister blühten noch einmal auf und er bereicherte seine Lieblingsbeschäftigungen Lesen, Lernen und Denken in seinen letzten Lebensjahren mit einer neu gewonnenen Freude am Leben. 1839 erschien die zweite Auflage von „Die Chronischen Krankheiten", sein 60. Doktorjubiläum wurde gefeiert. 1841 wurde Samuel Hahnemann das Ehrenbürgerrecht seiner Geburtsstadt Meißen verliehen. Am 10. April 1843 feierte er seinen 88. Geburtstag; kurz darauf erkrankte er und sollte sich davon nicht mehr erholen – er starb am frühen Morgen des 2. Juli 1843.

Grundlagen der Homöopathie

Die Ähnlichkeitsregel

... ich glaube jetzt eifriger denn je an die Lehre des wundersamen Arztes, seitdem ich die Wirkung einer allerkleinsten Gabe so lebhaft gefühlt und immer wieder empfinde.

(Goethe über die Lehre Hahnemanns, in einem Brief an Marianne Willemer vom 2. September 1820)

Auch Goethe hatte sich homöopathisch behandeln lassen. Die Anerkennung, die er mit diesen Zeilen der „wundersamen" Lehre und Person Hahnemanns aussprach, kann wohl als Resultat einer erfolgreichen homöopathischen Behandlung angesehen werden, die den großen Dichter und Denker von der Wirksamkeit der Methode überzeugt haben muss. Und die Frage nach der Wirksamkeit und Zuverlässigkeit einer Heilmethode ist von maßgeblicher Bedeutung, wenn es darum geht, die Gesundheit wiederherzustellen und eine Krankheit zu heilen.

Das zentrale Prinzip der Homöopathie ist die ÄHNLICHKEITSREGEL *Similia similibus curentur* (Ähnliches möge Ähnliches heilen) oder mit Hahnemanns Worten:

Wähle, um sanft, schnell, gewiß und dauerhaft zu heilen, in jedem Krankheitsfalle eine Arznei, welche ein ähnliches Leiden für sich erregen kann, als sie heilen soll. (Organon der Heilkunst)

Diese Aussage wirkt sicherlich erst einmal befremdend oder geradezu paradox, war und ist man in der Medizin doch gewohnt, eine gesundheitliche Störung nach dem Contraria-Prinzip (also mit Gegensätzlichem) zu behandeln. Dieses Prinzip ist auch dem Patienten so vertraut, dass es nicht weiter infrage gestellt wird. Gegen Schmerzen werden Schmerzmittel (Analgetika) verordnet, gegen Fieber fiebersenkende Präparate, gegen Schnupfen und Husten Nasensprays und Hustensäfte, die bewirken, dass die Nase nicht mehr läuft und der Hustenreiz gedämpft wird, die Symptome also unterdrückt werden. Bei Infekten und Entzündungen geht man dabei oft zum „Großangriff" über und behandelt mit Antibiotika (griech.: anti = gegen, wider/bios = Leben).

Anders in der Homöopathie, die davon ausgeht, dass *einzig die krankhaft gestimmte Lebenskraft Krankheiten hervorbringt* und die Symptome *die unsern Sinnen wahrnehmbare Krankheits-Äußerung* darstellen. Symptome (griech.: Anzeichen) sind insofern nicht die Krankheit selbst, sondern Anzeichen auf Störungen in der Befindlichkeit, die anzeigen, dass der Körper selbsttätig das Gleichgewicht wiederherzustellen versucht. Krankheitssymptome sind demgemäß also äußerlich sichtbare Zeichen eines inneren, nicht sichtbaren Krankheitsgeschehens. Bei unvoreingenommener Betrachtung können tatsächlich auch in der Sprache viele Beispiele gefunden werden, die diesen Zusammenhang ausdrücken: „es bricht mir das Herz", „das geht mir an die Nieren", „mir läuft die Galle über", „ich habe die Nase voll" sind in der Umgangssprache geläufige Redewendungen, die darauf hinweisen, dass die innere Harmonie aus dem Gleichgewicht geraten ist. Die körperlichen Symptome können daher als ein Signal angesehen werden, das die unsichtbaren Vorgänge im Körper sichtbar und begreifbar macht. Sie sind sozusagen Information und Aufruf etwas zu tun, um die innere Ordnung wiederherzustellen. Die „Sprache der Krankheit" äußert sich also auf verschiedenen Ebenen und eröffnet Einblicke in eine tiefere Schicht: der kranke Mensch kann begriffen werden als individuelle Person, als leiblich-seelische Ganzheit. Hahnemann erkannte diese Zusammenhänge und formulierte:

„Indem nun die Krankheiten nichts als Befindens-Veränderungen des Gesunden sind, die sich durch Krankheits-Zeichen ausdrücken und die Heilung ebenfalls nur durch Befindensveränderung des Kranken in den gesunden Zustand möglich ist, so sieht man leicht, daß die Arzneien auf keine Weise Krankheiten würden heilen können, wenn sie nicht die Kraft besäßen, das auf Gefühlen und Thätigkeiten beruhende Menschenbefinden umzustimmen, ja, daß einzig auf dieser ihrer Kraft ... ihre Heilkraft beruhen müsse." (Organon der Heilkunst).

In seinem Selbstversuch mit Chinarinde hatte er im Experiment dieses zentrale Prinzip der Homöopathie gefunden. Er ermittelte durch die Prüfung an sich selbst (am Gesunden), was ein arzneilicher Stoff bewirkt: nämlich eine Änderung des Befindens, die bei dem Chinarinden-Versuch den Erscheinungen von Wechselfieber ähnlich war.

Ein weiteres, alltägliches Beispiel kann dies verdeutlichen: Je nach individueller Empfindlichkeit treten beim Zwiebelschneiden körperliche Reak-

tionen auf, die sich in tränenden Augen und einer laufenden Nase bis hin zu Niesreiz äußern können. Es entwickelt sich ein „künstlicher Schnupfen", der zwar nur kurze Zeit anhält, von den Symptomen her jedoch große Ähnlichkeit zu einem echten Schnupfen aufweist.
Die ÄHNLICHKEITSREGEL besagt also, dass eine Krankheit mit demjenigen Mittel geheilt wird, das beim Gesunden ähnliche Krankheitserscheinungen hervorruft. Das „vergleichbare Ähnliche" findet sich in den charakteristischen Symptomen der ARZNEIMITTELPRÜFUNG und in den individuellen Symptomen des Kranken. Der Vergleich zwischen den charakteristischen und individuellen Symptomen führt sodann zur Wahl der Arznei, die dem einzelnen Krankheitsfall am ähnlichsten ist. Die entsprechende Arznei wird daher SIMILE genannt.
Für die homöopathische Praxis bedeutet dies: Kommt ein Patient zum Homöopathen, so wird dieser nach einer umfassenden ANAMNESE (siehe Kapitel ANAMNESE) diejenige homöopathische Arznei auswählen, die bei der Prüfung am Gesunden eine der Krankheit ähnliche Erscheinung, ähnliche Symptome hervorruft. Der nach der SIMILEREGEL gewählte ARZNEIREIZ wird also Regulierungsvorgänge im Organismus in Gang setzen und die Selbstheilungskräfte anregen, sofern der Organismus darauf noch ansprechen kann (bei schweren Organerkrankungen zum Beispiel ist dies nicht mehr möglich). Die Homöopathie wird daher auch als Reiz- oder Regulationstherapie bezeichnet.

Die Arzneimittelprüfung

Der Mensch muß bei dem Glauben verharren, daß das Unbegreifliche begreiflich sei. Er würde sonst nicht forschen. (Goethe)

Hahnemann hatte durch seinen Selbstversuch mit Chinarinde am eigenen Leib die Wirkung einer Arznei erfahren. Um die Heilkräfte der unterschiedlichen Arzneien jedoch systematisch zu ermitteln und zu erfassen, begann er, gezielte ARZNEIMITTELPRÜFUNGEN am gesunden Menschen durchzuführen. Er prüfte Substanzen, die ihm als Heilmittel möglich erschienen: zuerst an sich selbst, dann bei Familienmitgliedern und später auch an Freunden, Schülern und weiteren freiwilligen Testpersonen. Dabei kam ihm zugute, dass er durch seine Kenntnisse in Chemie, Botanik und Pharmazie eine gute Auswahl unter denjenigen Arzneistoffen treffen konnte, von denen auch eine Wirkung zu erwarten war. Seine Erfahrungen beschreibt er wie folgt:

Es ist also kein Weg weiter möglich, auf welchem man die eigenthümlichen Wirkungen der Arzneien auf das Befinden des Menschen untrüglich erfahren könnte ... als daß man die einzelnen Arzneien versuchsweise gesunden Menschen in mäßiger Menge eingibt, um zu erfahren, welche Veränderungen, Symptome und Zeichen ihrer Einwirkung jede besonders im Befinden des Leibes und der Seele hervorbringe, das ist, welche Krankheits-Elemente sie zu erregen fähig und geneigt sei ... (Organon der Heilkunst).

Und dabei war er keineswegs zimperlich. Vor allem in seinen frühen Prüfungen verabreichte er massive Erstgaben und wartete ab. Zeigten sich nach einigen Stunden keine Symptome, erfolgte eine zweite und gegebenenfalls dritte Gabe. Allmählich wuchs Hahnemanns Wissen auch über die Wirkung verdünnter Arzneien und durch die teilweise recht heftigen Reaktionen bei den Prüfungen (die so genannten ERSTVERSCHLIMMERUNGEN) wurde sein Interesse mehr und mehr auf die Frage der Dosierung und die Form der Arzneiaufschließung (die POTENZIERUNG bzw. DYNAMISIERUNG) gelenkt. Als Summe seiner jahrelangen Beobachtungen, Prüfungen und Erfahrungen gelangte er schließlich zu der folgenschweren Erkenntnis:

Die neuern und neuesten Erfahrungen haben gelehrt, daß die Arzneisubstanzen in ihrem rohen Zustande, wenn sie zur Prüfung ... von der Versuchs-Person eingenommen werden, lange nicht so den vollen Reichthum der in ihnen verborgen liegenden Kräfte äußern, als wenn sie in hohen Verdünnungen durch gehöriges Reiben und Schütteln potenziert zu dieser Absicht eingenommen werden, durch welche einfache Bearbeitung die in ihrem rohen Zustande verborgen und gleichsam schlafend gelegenen Kräfte bis zum Unglaublichen entwickelt und zur Thätigkeit erweckt werden ... (Organon der Heilkunst).

Die Umsetzung für seine These war gefunden: die arzneiliche Entsprechung zur „dynamischen Lebenskraft“ in Form des „dynamischen (potenzierten) Heilmittels“.

Im Verlauf seines Lebens prüfte er über hundert Arzneimittel und erarbeitete eine Methode (Kopf-zu-Fuß-Schema) zur Erfassung der Symptome, die im Wesentlichen auch heute noch angewendet wird. Die Substanzen wurden systematisch über einen Zeitraum von mehreren Tagen oder Wochen gesunden Versuchspersonen verabreicht und die Beschwerden, Empfindungen, Veränderungen, Reaktionen und Symptome, die sich nach der Einnahme eines bestimmten Mittels zeigten, akribisch festgehalten. Auch an seine Probanden stellte Hahnemann hohe Anforderungen. Sie sollten als glaubwürdig und gewissenhaft bekannt und *reizbar* und *empfindlich* sein, also ein Gefühl für Beobachtung und Selbstbeobachtung haben. Auch gab er genaue Diätvorschriften in der Prüfungsphase. Während der Dauer der ARZNEIMITTELPRÜFUNG musste ein Protokoll geführt werden (*... kann die Person nicht schreiben, so muß sie der Arzt jeden Tag darüber befragen, was und wie es sich ereignet hat*), in dem die Veränderungen des Allgemeinbefindens, sämtliche subjektiven und objektiven Beschwerden und Schmerzzustände, Symptome und Auffälligkeiten vermerkt wurden. Hahnemann – im Übrigen der erste Mediziner, der nennenswerte ARZNEIMITTELPRÜFUNGEN am Menschen durchführte – hat durch seine Prüfungen einen reichen und wertvollen Erfahrungsschatz hinterlassen. Bis in die heutige Zeit ist eine Vielzahl weiterer Stoffe (circa 2000 homöopathische Mittel) geprüft worden, unzählige homöopathische Ärzte haben derartige Prüfungen durchgeführt und „die milde Macht“ der homöopathischen Arzneien am eigenen Leib erfahren können.

Der Prozess der Umwandlung – die Potenzierung

Begreiflich ist jedes Besondere, das sich auf irgendeine Weise anwenden läßt. Auf diese Weise kann das Unbegreifliche nützlich werden ... (Goethe)

Hahnemann gab in der ersten Zeit der Entdeckung seines *neuen Princips* die arzneilichen Substanzen noch unverdünnt und in Dosen, wie sie zur damaligen Zeit üblich waren. Durch seine weit reichenden Kenntnisse als Arzt, Chemiker und Pharmazeut wusste er aber um die teilweise toxischen (giftigen) Wirkungen der Ausgangsstoffe. Daher behandelte er seine Patienten vornehmlich mit Absuden oder in Wasser aufgelösten getrockneten Pflanzen sowie mineralischen Substanzen. Dann ging er noch einen entscheidenden Schritt weiter, indem er allmählich damit begann, den frisch gepressten Pflanzensäften Weingeist zuzusetzen.

... von dem zugemischten Weingeist wird alle Gährung des Pflanzensaftes augenblicklich gehemmt ... und die ganze Arzneikraft des Pflanzensaftes erhält sich so (vollständig und unverdorben) auf immer ... in wohl verdichteten und vor dem Sonnenlichte verwahrten Gläsern. (Organon der Heilkunst).

Diese homöopathischen Tinkturen, die URTINKTUREN, waren der erste Schritt auf dem Weg eines Umwandlungsprozesses, der Jahre später in die POTENZIERUNG bzw. DYNAMISIERUNG münden sollte. Denn obwohl er mit den selbst hergestellten Arzneizubereitungen durchaus Erfolge erzielte, war die Form der Arzneigabe in den Augen Hahnemanns noch nicht optimal, da – je nach Ausgangsstoff – die Arzneireaktionen entweder zu stark oder, im Gegenteil, zu schwach waren und auch die Reaktionsbereitschaft und Empfänglichkeit gegenüber der Arznei individuell verschieden ausfielen. Aufgrund dieser Beobachtungen gelangte er zu der Erkenntnis, dass der Arzneistoff teilweise immer noch zu schädlich und die bis dahin verwendeten Arzneidosen noch zu hoch waren.

Um die Arzneiwirkung zu verstärken, die Arzneireaktion jedoch zu mildern, musste daher eine andere Form der Arzneiaufschließung gefunden werden. Und Hahnemann fand sie: durch das, was in der Homöopathie als POTENZIERUNG bzw. DYNAMISIERUNG (lat.: potencia = Vermögen, Können, griech.: dynamis = Kraft) bezeichnet wird. Dabei werden die löslichen Arzneistoffe zuerst in eine flüssige Form (die URTINKTUR) und die unlöslichen Arzneistoffe in eine pulverisierte Form (VERREIBUNG) gebracht. Anschließend werden sie mit einer Trägersubstanz (die flüssige meist mit Ethanol, die feste mit Milchzucker) vermengt und in einem bestimmten Verdünnungsverhältnis verschüttelt oder verrieben (Hahnemann nannte dies *innig mischen und sorgfältig durcheinander schütteln*). Man unterscheidet dabei zwischen D-Potenzen (lat.: decimus = der Zehnte), C-Potenzen (lat.: centesimus = der Hundertste) und LM- bzw. Q-Potenzen (lat.: quinquagintamillesinus = der Fünfzigtausendste). Hahnemann selbst wandte in den ersten Jahren hauptsächlich die Centesimal-Potenzen an und verdünnte in Schritten 1 : 100, wobei er für jeden Potenzierungsschritt jeweils ein neues Glasfläschchen vorschrieb. In den letzten Jahren seines ärztlichen Wirkens in Paris ging er dazu über, das Potenzierungsverfahren in Stufen 1 : 50000 anzuwenden, um die „dynamischen Kräfte“ der Arzneien freizusetzen.

Wie geht eine Potenzierung vor sich?

Für die Herstellung einer D1-Potenz beispielsweise wird ein Teil URTINKTUR mit neun Teilen Trägersubstanz in ein Fläschchen gefüllt, sodann werden per Hand zehn Schüttelschläge gegeben. Eine D2-Potenz entsteht, indem nun wiederum ein Teil von dieser ersten Potenz genommen und mit neun Teilen Trägersubstanz verdünnt und verschüttelt wird. Dieser Vorgang wird so lange fortgesetzt, bis die gewünschte Potenz erreicht ist. Die Arzneigrundstoffe in der Homöopathie, die in Alkohol unlöslich sind, werden stufenweise mit steigenden Mengen von Laktose verdünnt und anschließend zu kleinen Partikeln verrieben. Das dabei entstehende Pulver (Trituration) erhält mit jeder Verreibungsstufe eine höhere Potenz. Durch dieses spezielle Aufbereitungsverfahren der Arznei soll sich ihre besondere Kraft entfalten und trotz der Minimierung der Dosis eine gleichzeitige Steigerung ihrer Wirksamkeit erfolgen.
Erfahrungsgemäß wird in der Homöopathie davon ausgegangen, dass die so genannten tiefen Potenzen (URTINKTUR bis D 12) vornehmlich auf akute Beschwerden und besonders auf der körperlichen Ebene wirken, mittlere Potenzen (D 12 bis D 30) bei Funktionsstörungen geeigneter sind und hohe Potenzen (ab D 30) langfristig und vor allem auf der Geistes- und Gemütsebene wirken. Tiefe Potenzen werden daher in der homöopathischen Praxis in der Regel bei einem organischen Befund, die mittleren Potenzen bei funktionellen Störungen und eine hohe Potenz bei psychischen Symptomen verordnet. Als allgemeine Richtlinie gilt jedoch, dass gegenüber der Wahl des (ähnlichsten) Arzneimittels die Wahl der Potenzhöhe eine untergeordnete Rolle einnimmt. Hahnemann hat ausführliche Anweisungen für den Verdünnungs- und Potenzierungsvorgang hinterlassen. Für die homöopathischen Pharmazeuten der Gegenwart sind die seit 1934 rechtsgültigen Herstellungsvorschriften der homöopathischen Mittel im „Homöopathischen Arzneibuch“ (HAB) Richtlinie und Anwendungsgrundlage. Die Arzneien werden zumeist als Tropfen (DILUTION), Tabletten oder GLOBULI (Streukügelchen, die aus Rohrzucker hergestellt, mit der Arzneilösung getränkt und anschließend getrocknet

werden) verordnet. Da ab einer gewissen Potenzhöhe kein Molekül Arzneistoff mehr nachzuweisen ist, ist damit für viele Schulmediziner der Beweis erbracht, dass die homöopathischen Arzneien „wirkungslos" seien.

Die Dosierung

Homöopathische Mittel sind rezeptfrei in Apotheken erhältlich und jahrelang haltbar, wenn sie kühl, trocken und lichtgeschützt aufbewahrt werden (bitte das Verfalldatum beachten). Jedes Mittel gibt es in den beschriebenen verschiedenen Darreichungsformen, wobei die Wirkung stets dieselbe ist. Seit Hahnemann sind die klassischen Arzneiformen der Homöopathie:

DILUTIONEN (Dil.)	flüssige Zubereitungen (Verdünnungen, Tropfen)
Tabletten (Tabl.)	ohne Bindemittel gepresste VERREIBUNGEN
GLOBULI (Glob.)	mit flüssigen Zubereitungen getränkte Zuckerkügelchen (Streukügelchen)

Ebenso gibt es in neuerer Zeit homöopathische Ampullen (flüssige Verdünnungen zu Injektionszwecken) sowie äußerlich anzuwendende Mittel, so genannte EXTERNA. Wie im Kapitel *Der Prozess der Umwandlung – die Potenzierung* bereits angesprochen, wird zwischen tiefen, mittleren und hohen Potenzen unterschieden:

tiefe Potenzen	URTINKTUR bis D 12
mittlere Potenzen	D 12 – D 30
hohe Potenzen	ab D 30

In der therapeutischen Erfahrung hat sich als Leitlinie für die Verabreichung von homöopathischen Mitteln das Folgende bewährt:
Je akuter die gesundheitliche Störung verläuft, umso tiefer ist die Potenz zu wählen (in der Regel D 4 bis D 6) und umso öfter sollte das gewählte Mittel eingenommen werden. Bei langwierigen, chronischen und tief greifenden Erkrankungen werden im Allgemeinen hohe Potenzen verabreicht,

die den gesamten Organismus erfassen und tief wirken. Bei einer chronischen Krankheit ist es nicht zu empfehlen, auf eigene Faust „herumzudoktern“. Vielmehr sollte in solchen Fällen stets ein Arzt bzw. Homöopath des Vertrauens herangezogen werden. Für die Anwendung empfiehlt sich der folgende Richtwert:

- in akuten Fällen drei- bis fünfmal täglich 1 Tablette
- in weniger akuten Fällen ein- bis zweimal täglich 1 Tablette

(Bitte beachten Sie: 1 Tablette entspricht 5 Tropfen oder 5 Globuli).

Ist man anfänglich in der Wahl der Potenz etwas unsicher, wird man am besten mit einer D4 oder D6 beginnen, um damit erste Erfahrungen zu sammeln.

Zusätzlich sollten Sie folgende Regeln beachten:

- Stellen Sie nie ohne Rücksprache mit Ihrem Arzt die Einnahme der von ihm verordneten Medikamente ein. Es ist sinnvoll, gemeinsam mit ihm einen Einnahmeplan aufzustellen.
- Je akuter die gesundheitliche Störung, desto schneller sollte das homöopathische Mittel helfen. Wenn nach einigen Tagen keine Besserung eingetreten ist, sollte daher die Einnahme des Mittels nicht länger fortgesetzt werden. Wenden Sie sich in solchen Fällen bitte an Ihren Homöopathen.
- Sobald die Beschwerden nachlassen, sollte die Dosierung reduziert werden.
- Bei einer leichten Verstärkung der Krankheitssymptome (die so genannte Erstverschlimmerung) unterbrechen Sie die Einnahme, bis eine Besserung eintritt. Wenn die Besserung nicht mehr fortschreitet, können Sie mit einer höheren Potenz (beispielsweise D6 statt D4) fortfahren. Wenn während der Einnahme neue Beschwerden auftreten, wenden Sie sich bitte an Ihren Homöopathen.
- Bei einer deutlichen Besserung der Beschwerden wird das Mittel abgesetzt, solange die Besserung anhält.
- Setzen Sie bei Beschwerdefreiheit das Mittel ab.
- Sowohl Tabletten als auch Tropfen oder Globuli sollten möglichst lange im Mund behalten werden. Dies fördert die Resorption über die Mundschleimhaut.

Bitte beachten Sie auch, während der Dauer einer homöopathischen Behandlung Kaffee, Tee, Spirituosen und scharfe Gewürze zu meiden, da diese Substanzen der Wirkung der Mittel entgegenwirken. Auch ist es ratsam, während der Dauer der homöopathischen Behandlung homöopathieverträgliche Zahnpasten zu verwenden, die in Apotheken erhältlich sind.

Die Behandlung mit Homöopathika

Die Anamnese

Bei dieser Aufsuchung eines homöopathisch specifischen Heilmittels ... sind die auffallenden, sonderlichen, ungewöhnlichen und (charakteristischen) Zeichen und Symptome des Krankheitsfalles besonders und fast einzig in's Auge zu fassen ... Die allgemeinern und unbestimmtern: Eßlust-Mangel, Kopfweh, Mattigkeit, unruhiger Schlaf, Unbehaglichkeit u.s.w. verdienen in dieser Allgemeinheit ... wenig Aufmerksamkeit, da man so etwas Allgemeines fast bei jeder Krankheit und jeder Arznei sieht. (Organon der Heilkunst)

Eine Krankheit beginnt im Allgemeinen lange vor dem Zeitpunkt, an dem sie in ein akutes Stadium (lat.: acutus = zugespitzt, heftig) übergeht und mess- bzw. nachweisbare Zeichen setzt. Insofern ist besonders die Vorgeschichte der Erkrankung von großer Bedeutung, da sie in der Regel auf den Auslöser der Erkrankung schließen lässt. Dieser Erforschung der Ursachen und auslösenden (ätiologischen) Faktoren einer Erkrankung wird in der homöopathischen Fallaufnahme, der ANAMNESE, besondere Aufmerksamkeit gewidmet: der Entwicklungsprozess der Erkrankung und die jetzt vorliegenden Beschwerden ergeben zusammen das Bild der Krankheit. Es ist daher für den Homöopathen wichtig, möglichst alles aus der Biografie seines Patienten (Erb-, Kinder- und Infektionskrankheiten, Impfungen, bisher aufgetretene Organerkrankungen, Operationen, Operationsfolgen und Verletzungen) zu erfahren, da nur so das geeignete homöopathische Mittel, das SIMILE zu allen Beschwerden und Symptomen zu finden ist.
Wie später auch im Kapitel *Woran erkenne ich einen guten Homöopathen?* ausgeführt, gilt für eine „gute" ANAMNESE zunächst einmal die nötigen Voraussetzungen zu schaffen. Das bedeutet sowohl für den Homöopathen als auch den Patienten, viel Zeit, Ruhe und Geduld aufzubringen. Eine umfassende ERSTANAMNESE kann – insbesondere bei chronischen Erkran-

kungen und je nach Lage und Schwere des Krankheitsfalles – mehrere Stunden dauern und umfasst nach einer Schilderung des Patienten (Schmerzen, Beschwerden, Empfindungen) einen so genannten „gelenkten Bericht". Dies bedeutet, dass der Homöopath durch aufmerksames Beobachten und gezielte Fragetechniken alle Fakten der Erkrankung sammelt. Der zeitliche Rahmen und die Reihenfolge der Befragung in einer ANAMNESE kann von Fall zu Fall variieren; das Hauptaugenmerk der homöopathischen Fallaufnahme liegt jedoch immer auf dem „Herausschälen" des *Auffallenden, Sonderlichen, Ungewöhnlichen und Charakteristischen,* das zum Individuum führt und zur so genannten TOTALITÄT DER SYMPTOME. Mit Hahnemanns Worten: ... *die Gesammtheit der Symptome muß für den Heilkünstler das Hauptsächlichste, ja Einzige sein, was er an jedem Krankheitsfalle zu erkennen und durch seine Kunst hinwegzunehmen hat, damit die Krankheit geheilt und in Gesundheit verwandelt werde.* (Organon der Heilkunst)

Auf diesem Weg sind der Homöopath und sein Patient gleichermaßen beteiligt und gefordert: der Homöopath, indem er die in der Regel zeitlich lange zurückliegenden auslösenden Faktoren der Erkrankung mit dem gegenwärtigen Krankheitsgeschehen zu verbinden sucht, um dadurch das ursächlich krank Machende, das zentrale Lebensproblem des Kranken herauszufinden; der Patient, indem er über seine individuellen körperlichen Beschwerden und Befindensveränderungen hinaus einen tiefen Einblick in seine Person und seine seelisch-geistigen Nöte und Ängste gewährt.

Zu Beginn einer homöopathischen ANAMNESE wird der Homöopath einleitend mit Fragen wie „Welche Beschwerden und Sorgen haben Sie?" vom Patienten erfahren wollen, weswegen er ihn aufsucht, was also das akute Problem und somit der Grund für den Arztbesuch ist. Der Patient wird in der Regel zuerst von seinen Hauptbeschwerden wie beispielsweise Husten oder Schnupfen berichten, also von Symptomen, die sich auf ein Organ beziehen (sogenannte LOKALSYMPTOME). Diese werden von vielen Homöopathen auch heute noch nach dem von Hahnemann entwickelten „Kopf-zu-Fuß-Schema" (beispielsweise beginnend mit Kopfschmerzen und endend mit kalten Füßen) erfasst und geordnet. Häufig berichten Patienten auch von BEGLEITSYMPTOMEN, das sind Schmerzen und Funktionsstörungen, die zeitlich gemeinsam und örtlich getrennt vom Hauptleiden auftreten, die Hauptbeschwerden so zusagen begleiten. Charakteris-

tisch an ihnen ist ihre scheinbare Zusammenhanglosigkeit mit dem Hauptleiden, obwohl in der Tat eine direkte Verbindung besteht. Eine weitere Gruppe stellen die ALLGEMEINSYMPTOME dar, die den ganzen Menschen betreffen und sich in Sätzen wie „Wenn ich etwas Fettes esse, bekomme ich immer Sodbrennen" äußern.
Aus der qualitativen und quantitativen Vielfalt der vom Patienten geschilderten Symptome werden diejenigen, die er besonders intensiv äußert und die die auslösende Ursache („Schmerz begann nach einer Kälteeinwirkung"), den Ort der Beschwerden („in der rechten Hüfte") und die Art und Bedingung der Empfindung („stechender Schmerz bei tiefem Atmen") verdeutlichen, als LEITSYMPTOME (auch SCHLÜSSELSYMPTOME oder KEY-NOTES genannt) bezeichnet. Sie geben dem Homöopathen eindeutige Hinweise auf das Arzneimittel, da sie dem LEITSYMPTOM der passenden Arznei entsprechen. Auch Stärke und Art der jeweiligen Empfindung des Patienten sind für die Wertung und Gewichtung von Symptomen von Bedeutung. Allgemeine Aussagen wie „Mein Arm schmerzt" sind daher nicht ausreichend, um den Charakter der Beschwerden zu differenzieren. Der Homöopath wird daher versuchen, den Patienten zu bildhaften Vergleichen anzuregen und seine Symptome in Sätzen wie „Mein Arm schmerzt so, als ob eine Nadel hineingestoßen wird" oder „Mein Arm fühlt sich an, als wenn er abgestorben wäre", zu schildern. Man spricht in einem solchen Fall von ALS-OB-SYMPTOMEN.
In der ANAMNESE wird der Homöopath die Hinweise seines Patienten ordnen, die Symptome gewichten und bewerten und aus der Gesamtheit all dieser Erkenntnisse einschließlich einer körperlichen Untersuchung und der Einbeziehung des klinischen Befundes sodann die entsprechende homöopathische Arznei wählen. Der Homöopath muss sich also ein genaues Bild vom Krankheitsgeschehen verschaffen und unterscheiden können, was daran individuell und was allgemein ist. Das Ziel der homöopathischen Krankenbefragung ist daher nicht der Name der Krankheit, sondern das Auffinden des SIMILE. Je unverständlicher, unlogischer, ja paradoxer ein Symptom erscheint (zum Beispiel Durstlosigkeit bei Fieber), desto wertvoller ist es für die SIMILE-Findung.
In der Schulmedizin ist das primäre Ziel eine Diagnose (griech.: dia-gnose = Kenntnis durch und durch) die sich aus den krankheitsbedingten

Symptomen ableiten lässt. In der Homöopathie sind dagegen diejenigen Symptome besonders wertvoll, die nicht unbedingt für die Krankheit typisch sind, sondern den Patienten von allen anderen mit der gleichen Krankheit unterscheiden und damit seine Individualität betonen. Darum wird der Homöopath auch vermehrt nach geistigen Merkmalen (zum Beispiel Gedächtnis, Auffassungsgabe, Konzentration) oder nach Gemütserregungen (Wut, Eifersucht, Neid, nachtragendes Wesen) fragen. Bei den körperlichen Symptomen werden ihn vor allem deren individuelle Qualität (stechender, hämmernder, brennender, klopfender, reißender Schmerz) interessieren. Auch die Reaktionen auf Umwelteinflüsse zeigen weitere bedeutsame individuelle Besonderheiten des Patienten an. Dazu gehören auch die MODALITÄTEN, also wodurch und wann Symptome und Zeichen auftreten und sich ändern bzw. wodurch und wann eine Besserung oder Verschlechterung der Beschwerden eintritt. So können Beschwerden sich im Ruhezustand oder bei Bewegung verstärken, sie können durch Berührung, Druck, Wärme oder Kälte ausgelöst werden oder periodisch auftreten (zum Beispiel Migräne jeden dritten Tag). „Seit wann bestehen die Beschwerden? Wann fühlen Sie sich besser oder schlechter?“ wird ein Homöopath daher fragen, um die MODALITÄTEN einer Erkrankung herauszufinden.

Aus homöopathischer Sicht haben die psychischen Symptome einen höheren Stellenwert als die körperlichen. Fragen wie „Sind Sie eher lustig, gesellig, optimistisch ... oder eher misstrauisch, nachtragend, eifersüchtig?“ zielen auf die psychische Stimmungslage des Patienten ab. Die indirekte Form der Fragestellung „Wie steht es mit Ihrem Durst?“ anstelle von „Haben Sie Durst?“ soll den Patienten zu einer Antwort mit eigenen Worten herausfordern.

Die systematische Erfassung all dieser Symptome dient dem Homöopathen sozusagen als roter Faden, um zu der Persönlichkeit des Kranken vorzustoßen. Kummer, Sorgen, Ängste und andere seelische Befindlichkeiten, aber auch intellektuelle Beeinträchtigungen wie mangelnde Konzentrationsfähigkeit, Zerstreutheit oder Vergesslichkeit geben ihm dazu wertvolle Hinweise. Einen weiteren tiefen Einblick erlauben auch die leiblichen Funktionen wie

- Verlangen nach (zum Beispiel Saurem oder Süßem),
- Abneigungen gegen (beispielsweise Milch) und
- Unverträglichkeiten von bestimmten Nahrungsmitteln oder Stoffen (zum Beispiel Hülsenfrüchten).

Auch sie stellen für den Homöopathen wesentliche Symptome für die Arzneifindung dar. Aufschlussreich können auch solche Ereignisse sein, die einem Krankheitszustand unmittelbar vorausgingen (körperliche Überanstrengung, Durchnässung, seelische Demütigung, Trennung, Tod einer nahe stehenden Person). Eine ANAMNESE zielt darauf ab, möglichst alle Symptome zu erfahren. Sie sollte die folgenden Angaben umfassen:

- die Lokalisation (der Ort, wo die Beschwerden sitzen)
- die Empfindung (wie sind die Beschwerden, wie werden sie empfunden?)
- die Modalitäten (wann treten die Beschwerden auf, durch welche Einflüsse werden sie verbessert oder verschlimmert?)
- die Begleitsymptome (falls vorhanden)
- Konstitution, Anlage, Verfassung, Ängste, Nöte, Schicksal des betreffenden Menschen

Alle Symptome, die der Patient schildert und zum Beispiel durch seine Körpersprache äußert, dienen dem Homöopathen sozusagen als „Wegweiser" zur richtigen Arznei. Sie geben wichtige Hinweise auf den Entwicklungsstand der Krankheit.

Der Homöopath verfügt nun über die subjektiven Symptome des Patienten (das, was er von ihm erfahren hat) und die durch eigene Beobachtung und körperliche Untersuchung gewonnenen objektiven Daten der Erkrankung, die er jetzt zusammenfassen und bewerten (HIERARCHISIEREN) kann. Dazu dienen ihm so genannte Repertorien, in denen die EINZELSYMPTOME aufgeführt sind, die ein homöopathisches Mittel bei einem Gesunden verursachen kann. Der Gesamtheit der Symptome des Kranken werden sodann die infrage kommenden ARZNEIMITTELBILDER gegenübergestellt und dadurch das am meisten entsprechende SIMILE ermittelt und in der POTENZIERUNG und Dosierung individuell auf den Patienten abgestimmt.

Selbstbehandlung oder Fremdbehandlung?

Aus den bisherigen Ausführungen wurde bereits verständlich, dass es aus homöopathischer Sicht in der Regel nicht sinnvoll ist, einzelne Beschwerden isoliert zu behandeln und damit in die komplexe Gesamtregulation der miteinander verbundenen Organfunktionen einzugreifen. Die verschiedenartigen Symptome, die an den unterschiedlichsten Stellen des Körpers auftreten können, weisen lediglich auf das Krankheitsgeschehen hin, das es zu heilen gilt.

Eine Vielzahl von Beschwerden sind daher ausschließlich über eine KONSTITUTIONSBEHANDLUNG durch einen erfahrenen Homöopathen oder homöopathischen Arzt zu beeinflussen. Das gilt insbesondere für chronische Krankheiten, die womöglich schon seit Jahren bestehen und die so genannten „rezidivierenden" Prozesse, Beschwerden also, die immer wiederkehren. Bei aller Begeisterung für die Möglichkeiten der Homöopathie sollten Sie daher deren Grenzen sowie die begrenzten Möglichkeiten Ihres eigenen Tuns nicht aus den Augen verlieren.

Nur ein Homöopath oder homöopathischer Arzt verfügt über das erforderliche medizinische Wissen und die für die homöopathische Praxis gängigen Symptomen-Nachschlagewerke (Repertorien) und natürlich über die nötige jahrelange praktische Erfahrung am Patienten, um Arzneireaktionen (die so genannten ERSTVERSCHLIMMERUNGEN) richtig einzuschätzen, die weitere Behandlung darauf abzustimmen und nach homöopathischen Grundsätzen heilen zu können.

Grundsätzlich kann jedoch davon ausgegangen werden, dass Laien durchaus ein feines Gespür dafür haben, welchen Stellenwert ihre aktuelle gesundheitliche Störung einnimmt, und sie insofern von unverantwortlichen, eigenmächtigen und in ihren Folgen unvorhersehbaren „therapeutischen Alleingängen" Abstand nehmen. Ein mündiger, verantwortungsbewusster Patient ist kein selbst ernannter „Hobby-Heiler".

Ein aktiver Anteil, den jeder an der Homöopathie und seiner Gesundheit interessierte Laie übernehmen kann, ist in jedem Fall begrüßenswert und durch folgende Schritte möglich:

- auffällige Merkmale der Beschwerden beobachten
- die eigenen körperlichen und seelischen Befindensveränderungen beim Auftreten von gesundheitlichen Störungen wahrnehmen
- sich über die Erkrankung informieren
- sich einen Überblick über geeignete homöopathische Behandlungsmöglichkeiten verschaffen.

Dieser Ratgeber möchte dazu einen Beitrag leisten. Die diagnostische Abklärung und umfassende Fallaufnahme (ANAMNESE), alle weiteren erforderlichen therapeutischen Maßnahmen und die Überwachung des Krankheitsverlaufes sollten sodann in den Händen eines erfahrenen Homöopathen oder homöopathischen Arztes liegen.

Möglichkeiten und Grenzen der Selbstbehandlung

Von 100 befragten Personen waren 77 innerhalb eines Monats von einer oder mehreren leichteren Beschwerden und Erkrankungen betroffen gewesen. 81 Prozent der Erkrankten hatten Medikamente eingenommen, 55 Prozent von ihnen hatten diese Medikamente selbst gekauft oder ihrer Hausapotheke entnommen. (Infratest, 1987)

Erfahrungswerte aus der Gesundheitsforschung belegen, dass die selbstverantwortliche Behandlung von akuten, unkomplizierten Erkrankungen und Beschwerden in der Bevölkerung traditionell weit verbreitet ist und viele Hausapotheken auch über homöopathische Präparate verfügen. Doch bei aller Euphorie über die Möglichkeiten einer homöopathischen Behandlung sollte der Laie sich nicht überschätzen. Von leichten Erkrankungen und so genannten Alltagsbeschwerden bis zu Krankheiten, die einer ausschließlichen ärztlichen Therapie und Überwachung bedürfen, ist es manchmal nur ein kurzer Weg. Der Laie kann und darf in solchen Fällen nicht eigenmächtig handeln, denn die Konsequenzen ließen sich nicht überblicken. Das bedeutet auch und vor allem, sich bei unklaren Beschwerden, starken Schmerzen, allen infektiösen, entzündlichen Prozessen, einer fortschreitenden Krankheitsentwicklung und bereits bestehenden behandlungsbedürftigen Erkrankungen (zum Beispiel Diabetes, Bluthochdruck, Herzerkrankungen) umgehend um adäquate professionelle Hilfe zu bemühen. Der an seiner Gesundheit und Gesundung interessierte, verantwortungsbewusste Laie begibt sich in die erforderliche homöopathische Betreuung, während er gleichzeitig aktiv an einem Prozess teilnimmt, dessen Ziel die Behandlung und Heilung von Erkrankungen sein sollte.

Zusammenfassend lässt sich daher festhalten:

- Eine Selbstbehandlung ist lediglich bei kurzfristigen Beeinträchtigungen des Wohlbefindens (so genannten Alltagsbeschwerden) und leichten, unkomplizierten akuten Beschwerden zu vertreten.
- Die gesundheitlichen Gefahren einer fortschreitenden Krankheit verlangen Sicherheit und Erfahrung bei der Krankheitsbeurteilung und der Arzneiwahl und eine grundsätzliche therapeutische Abklärung und Überwachung.
- Schwere oder chronische Erkrankungen können homöopathisch nur über eine KONSTITUTIONSBEHANDLUNG therapiert werden.
- Die im Kapitel „Homöopathische Behandlungsmöglichkeiten von A bis Z“ aufgeführten Beschwerdebilder stellen eine Auswahl von Erkrankungen dar, die sich erfolgreich homöopathisch behandeln lassen. Sie vermitteln einen Überblick über die Mittel, die sich in der homöopathischen Praxis in der Verordnung bewährt haben und sind als allgemeine Orientierung, Anregung und Ergänzung zu betrachten, die in Absprache mit dem behandelnden homöopathischen Arzt erfolgen sollte.
- Das gilt insbesondere für den Fall, dass bereits Medikamente eingenommen werden, die nicht eigenmächtig abgesetzt werden können.
- Die Dosierungsempfehlungen in diesem Buch (siehe hierzu unter „Die Dosierung“) sind allgemeine Richtlinien, die sich in der homöopathischen Praxis bewährt haben.

Woran erkenne ich einen guten Homöopathen?

Das ist ein Arzt, der das Unsichtbare weiß, das keinen Namen hat, das keine Materie hat, und doch seine Wirkung. (Paracelsus)

Wie bereits an anderer Stelle erwähnt, ist das Verständnis, die Beherrschung und der Umgang mit der Homöopathie eine regelrechte Kunst, die sehr viel Erfahrung und eine gute Beobachtungsgabe erfordert. Kommen wir daher nun zu der Frage, woran ein „guter" Homöopath bzw. homöopathischer Arzt zu erkennen ist.

Bei der Fachausbildung zum Klassischen Homöopathen (so die offizielle Bezeichnung) gibt es unterschiedliche Ausbildungskonzepte, die – je nach Ausbildungsinstitut – differieren. Auch die Unterrichts- und Studienformen variieren. Die Ausbildung kann sowohl berufsbegleitend als Abendstudium oder als Vollzeitstudium absolviert werden, wobei als Richtlinie ein Zeitraum von eineinhalb bis drei Jahren gilt. Darüber hinaus gibt es so genannte Kombinationsstudien zum Heilpraktiker und Klassischen Homöopathen. Neben grundlegenden medizinischen Kenntnissen werden insbesondere die theoretischen und philosophischen Grundlagen und der praktische Einsatz der Homöopathie (Arzneimittellehre, akute und chronische Krankheiten, ANAMNESETECHNIK, Fallverläufe, Repertorisationsübungen etc.) von Dozenten mit langjähriger praktischer Erfahrung gelehrt und vermittelt. Nach Abschluss dieser Ausbildung sind die angehenden Homöopathen – in Verbindung mit einer abgeschlossenen Heilpraktikerausbildung – in der Lage, selbstständig in eigener Praxis tätig zu werden und ihren therapeutischen Weg als Klassischer Homöopath weiterzugehen.

Für einen Arzt, der die Zusatzbezeichnung „Homöopathie" erlangen möchte, gilt:

- Er muss nachweisen, dass er mindestens zwei Jahre in einer Klinik gearbeitet hat.
- Von einem dazu ermächtigten Arzt muss bestätigt werden, dass er sich mindestens eineinhalb Jahre theoretisch und praktisch mit der

Homöopathie beschäftigt hat (alternativ wird auch eine sechsmonatige Weiterbildung in einem Krankenhaus anerkannt).
- Er muss an sechs einwöchigen Homöopathie-Kursen bzw. wahlweise an einem dreimonatigen Lehrgang teilgenommen haben.
- Er muss darüber hinaus mindestens fünf eigene homöopathische Behandlungsfälle dokumentiert haben sowie in mindestens fünf vorgegebenen Fällen eine Arzneidiagnose nach homöopathischen Grundsätzen stellen können.

Einer Studie zufolge führten 1992 lediglich 1,04 Prozent aller niedergelassenen Kassenärzte die Zusatzbezeichnung Homöopathie. Auffällig ist jedoch der Stellenwert der Homöopathie in der Praxis, da fast 77 Prozent der befragten Ärzte ihren Patienten homöopathische Arzneimittel verordnen: davon 56, 3 Prozent gelegentlich, 13,3 Prozent oft und 7,3 Prozent sehr oft (aus: *Ärztliche Allgemeine*, 1995).
Für den individuellen Kontakt zwischen Homöopath und Patient ist über diese rechtlichen und formalen Rahmenbedingungen hinaus ein entscheidendes Kriterium sicherlich die persönliche Atmosphäre. Eine Checkliste kann daher für den Patienten sehr hilfreich sein und schafft die Voraussetzungen für eine vertrauensbildende Beziehung zwischen Patient und Homöopath.
- Hat der Homöopath Zeit, Ruhe, Geduld und Verständnis für mich und meine Beschwerden?
- Setzt er sich intensiv mit meiner Krankengeschichte auseinander (zum Beispiel besondere Krankheiten, Operationen, Erbkrankheiten)?
- Wie ist die Gesprächsführung? Nimmt er mich ernst? (Bildung von Vertrauen)
- Wird die Diagnose gründlich erläutert?
- Werden die daraus abgeleiteten Therapiemaßnahmen ausführlich besprochen?
- Wird ein Zeitintervall für die Therapie festgelegt?
- Wird ein Kostenrahmen angegeben?

Ein erfahrener Homöopath wird zu Beginn und während der individuellen Fallaufnahme (ANAMNESE) die äußeren Zeichen des Patienten zu deuten wissen und insofern die Fragestellung nicht primär auf „Was ist das für eine Krankheit?“, sondern vielmehr auf „Was ist das für ein Mensch?“ ausrichten. Bereits die Ärzte der Antike haben beobachtet, dass bestimmte körperliche Merkmale mit dem Charakter und der Krankheitsanfälligkeit eines Menschen in Verbindung stehen. Samuel Hahnemann erweiterte und vertiefte diese Beobachtungen (in der Homöopathie wird dazu oftmals der Begriff des Arzneityps – zum Beispiel Sepia-Frau – als bildhafte Entsprechung verwendet). Aus diesem „Fundus“ kann ein erfahrener Homöopath schöpfen und an den typologischen Zeichen den konstitutionellen Hintergrund des Patienten erkennen.

- Körperbau (groß oder klein)
- Hautfarbe (blass oder rötlich)
- Haarfarbe
- Hauttemperatur (warm/kalt)
- Beschaffenheit der Haut (trocken, großporig)
- Körperhaltung (aufrecht/gebeugt)
- Gestik (beherrscht, unruhig, verkrampft)
- Mimik (ängstlich, gelassen, traurig)

Das Erkennen der Konstitution (lat.: Grundbeschaffenheit, durch Erbgut und äußere Einwirkungen geformte körperlich-seelisch-geistige Beschaffenheit eines Menschen) ermöglicht ihm, die DIATHESE (griech.: körperliche Anlage oder erhöhte Empfänglichkeit für eine Krankheit) des Patienten zu beurteilen. So werden die Biografie eines Menschen, seine individuelle Symptomatik und die objektiv wahrnehmbaren Zeichen den Homöopathen zum geeigneten homöopathischen Mittel leiten. Wie bereits mehrfach erläutert, wird durch ein homöopathisches Heilmittel auf die fehlgesteuerten „Regelkreise“ und Regulationsmechanismen des Organismus’ ein spezifischer Reiz (ARZNEIREIZ) ausgeübt, um den Körper zur Selbstheilung anzuregen. Etwas anders verhält sich dies bei chronischen Krankheiten. Hier kann sich ein und dieselbe Regulationsstörung beispielsweise zuerst als Ausschlag auf der Haut, später als funktionelle Störung und schließlich als Organschaden äußern. Eine tief greifende homöopathische Therapie, die den ganzen Organismus erfasst, ist daher nur von einem erfahrenen Homöopathen durchzuführen und oftmals nur über eine KONSTITUTIONSBEHANDLUNG bzw. NOSODENTHERAPIE zu beeinflussen. Für ein besseres Verständnis dieses speziellen Behandlungsansatzes soll daher an dieser Stelle nochmals Samuel Hahnemann zu Wort kommen. Er hatte in der Praxis erfahren müssen, daß es Krankheiten gab, die sich nach vorübergehender Besserung oder scheinbarer Ausheilung in anderer Form wieder einstellten und kam zu der Überzeugung, dass man es bei chronischen Krankheiten *nicht allein mit der ... vor Augen liegenden Krankheitserscheinung zu tun habe ...*, sondern ... *immer nur mit einem abgesonderten Teil eines tiefliegenden Ur-Übels ...* (aus: Die chronischen Krankheiten).

Es würde hier zu weit führen, diesen sehr philosophischen und nach wie vor umstrittenen Aspekt der Homöopathie näher zu beleuchten, da das, was Hahnemann über die Entstehung dieses Ur-Übels ausführt, bis in die Frühgeschichte der Menschheit zurückreicht. Wichtig ist in diesem Zusammenhang jedoch, dass hierauf Hahnemanns PSORA-Begriff und seine MIASMEN-Lehre aufbauen. Ein erfahrener Homöopath ist mit diesem Gedankengut Hahnemanns vertraut und wird insbesondere bei chronischen Prozessen der Vorgeschichte der Erkrankung größte Bedeutung beimessen und versuchen, ihren Ursprung bis zu dem Punkt zurückzuverfolgen, an dem ein Syndrom (griech.: das sich aus einer zusammengehörenden Symptomengruppe ergebende KRANKHEITSBILD) das erstemal akut war. Durch den Einsatz von KONSTITUTIONSMITTELN oder NOSODEN (homöopathisch aufbereitete Krankheitsprodukte) wird er versuchen, einen ARZNEIREIZ zu setzen, der das ursprüngliche Syndrom wieder hervorruft und dadurch die chronische Erkrankung im Idealfall ausheilen kann.

Eine für die homöopathische Behandlung wichtige Regel, das Heringsche Gesetz (benannt nach dem homöopathischen Arzt Dr. Constantin Hering), besagt, dass Krankheiten von innen nach außen und von oben nach unten heilen und die Symptome in der umgekehrten Reihenfolge ihres Entstehens verschwinden. Das bedeutet, dass sich zuerst das Allgemeinbefinden bessern muss, danach die körperlichen Symptome (bei denen zuerst alle inneren Störungen heilen) und zuletzt die Haut. Voraussetzung für den Heilungsprozess ist auch hier das geeignete homöopathische Mittel. Ein erfahrener Homöopath wird durch die Anwendung dieser Regel somit in die Lage versetzt, den Heilungsverlauf

einzuschätzen und zu beobachten, ob die Arzneiwirkung wie gewünscht erfolgt.
Sind jedoch Organe sehr stark geschädigt oder sogar völlig zerstört, können sie nicht mehr durch einen homöopathischen ARZNEIREIZ zu ihrer normalen Funktion angeregt werden. Hier stößt die Homöopathie an ihre Grenzen. Ebenso können akut lebensbedrohliche Zustände und operationspflichtige Krankheiten homöopathisch nicht mehr behandelt werden. Doch gerade in der Rekonvaleszenz nach Operationen oder kräftezehrenden Krankheiten verfügt die Homöopathie über außerordentlich hilfreiche Mittel, um den Heilungsprozess zu unterstützen, zu stabilisieren und zu fördern.
Beobachtungsgabe und Erfahrung sind also die Grundpfeiler, auf die ein erfahrener Homöopath aufbauen kann. Durch die Beobachtung der sehr unterschiedlichen Reaktionsfähigkeit kranker Menschen lernt er, dass er sich in der Potenzwahl anpassen muss Und aus Erfahrung weiß er, dass *jede, in einer Cur merklich fortschreitende und auffallend zunehmende Besserung ein Zustand ist, der, so lange er anhält, jede Wiederholung irgend eines Arznei-Gebrauchs durchgängig ausschließt, weil alles Gute, was die genommene Arznei auszurichten fortfährt, hier seiner Vollendung zueilt ...* (Organon der Heilkunst)
Auf diesem Weg zum Erfolg der Therapie und der Heilung einer Krankheit helfen ihm Geduld, Erfahrung und Beobachtung – und die aktive Mitarbeit des Patienten.

Homöopathische Behandlungsmöglichkeiten von A bis Z

Indikation	Ausprägung	Medikament
Abszess	siehe unter Haut	
Achselschweiß	siehe unter Körpergeruch	
Afterfistel	siehe unter Anus	
Akne	siehe unter Haut	
Allergien	Der menschliche Körper besitzt die Fähigkeit, zwischen körpereigenen und körperfremden Substanzen zu unterscheiden und entsprechend zu reagieren. Dabei bilden diejenigen Zellen, die körperfremde Substanzen mit Hilfe spezifischer Reaktionen „beurteilen" und unschädlich machen, das Immunsystem. Die körperfremden Substanzen, die das Immunsystem zu einer solchen Abwehr herausfordern, werden Antigene genannt. Das in den Körper eingedrungene Antigen wird dabei durch so genannte Fresszellen so aufbereitet, dass dadurch Immunzellen im Körper angeregt werden. Ebenso übernehmen bei der Immunabwehr die zu den weißen Blutkörperchen zählenden Lymphozyten eine entscheidende Rolle. Die Immunabwehr ist fortwährend und lebenslang im Einsatz. So wird bereits in der Kindheit durch die so genannten Kinderkrankheiten (Masern, Mumps, Röteln etc.) der Grundstock für die Immunität (die erworbene spezifische Unempfindlichkeit gegenüber Infektionen und Toxinen) gelegt. Der Körper „erkennt" sodann die Angreifer und wird immun gegen sie. Anders ist dies, wenn überschießende Immunreaktionen auftreten, die als Allergie bezeichnet werden. Die Angreifer (bestimmte Nahrungsmittel, Bestandteile von Pollen und Pilzen, Insektengifte, Arzneimittel) können nun den Körper regelrecht überfluten, es wird unter Anderem Histamin freigesetzt und wenn die betreffenden Allergene in den Kreislauf gelangen (wie manchmal bei einer Allergie auf Insektenstiche), kann es zu schweren Allgemeinreaktionen bis hin zu einem lebensbedrohlichen anaphylaktischen Schockzustand (rascher Blutdruckabfall und Kreislaufversagen) kommen. Zu den häufigsten allergischen Erkrankungen gehören Asthma bronchiale, Heuschnupfen, allergische Ekzeme und Nesselausschläge.	
Allergisches Ekzem	siehe unter Haut	
Analfissur	siehe unter Anus	
Anämie	siehe unter Blutarmut	
Angina	siehe unter Mandelentzündung	
Angstzustände	Angst ist eine Selbstschutzreaktion des Körpers und von überlebenswichtiger Bedeutung, um gefährliche Situationen im Gedächtnis zu behalten und bei einer möglichen Bedrohung entsprechend reagieren zu können. Angst ist jedoch wesentlich mehr als ein Gefühl; es ist ein sehr komplexer, viel-	

Indikation	Ausprägung	Medikament
schichtiger Erlebniszustand. Die Ursachen von Ängsten sind individuell verschieden (traumatische Kindheitserlebnisse, belastende Lebensereignisse, andauernder beruflicher Stress) und können sich auf vielfältige Weise äußern. Wenn Ängste jedoch auch in ganz alltäglichen Situationen auftreten und von massiven körperlichen Beschwerden wie Atemnot, Schwindel oder Herzrasen begleitet sind, ist dies ein Alarmsignal, das unbedingt beachtet werden sollte. Ängste, Phobien und Panikattacken sind weit verbreitet und zu einer regelrechten Zivilisationskrankheit geworden. siehe auch unter Platzangst		
Antriebsarmut	siehe unter Blutdruck	
Anus	Mit After oder Anus werden die letzten zwei bis drei Zentimeter des Darmtraktes mit der Darmöffnung bezeichnet. Nahezu ein Drittel aller Menschen leiden im Lauf ihres Lebens irgendwann einmal an einer örtlichen Erkrankung in diesem Bereich (zum Beispiel Afterfisteln, Analfissuren oder Hämorriden).	
Afterfistel	Als Afterfistel wird ein örtlicher, schmerzhafter Analhautdefekt bezeichnet.	Berberis vulgaris
Analfissur	Eine Analfissur (Afterschrunde) ist eine Geschwürbildung bzw. ein Einriss in der Afterschleimhaut, der durch Überdehnung der Schleimhaut am Afterausgang durch häufige Verstopfung entstehen kann. Die rissige Oberfläche wird infiziert, es bildet sich ein Geschwür. Symptome einer Afterschrunde sind Schmerzen beim Stuhlgang, die von einer (geringfügigen) Blutung begleitet werden.	
	Analfissur mit unregelmäßigem, zickzackförmigem Rand, der häufig erhaben ist; bei Geschwürbildung schwammige, leicht blutende und schmerzhafte Granulationen; Gefühl, als ob Holzsplitter darin stecken	Acidum nitricum
	Analfissur mit heftigem Brennen und häufigem Stuhlgang	Berberis vulgaris
Ekzem	Ein Ekzem ist eine juckende und nässende Entzündung und kann insbesondere bei einer überempfindlichen, sensiblen Haut an verschiedenen Körperstellen auftreten. In der Medizin wird dafür der Begriff Dermatitis als weiterer Fachausdruck gebraucht.	
Ekzem am Anus	Ekzem mit trockenen, schuppigen Krusten, die sich nur schwer und langsam lösen; Ausschlag (oft kreisrund) ist häufig vorübergehend nässend; schlimmer durch Bettwärme	Sepia

Indikation	Ausprägung	Medikament
Hämorriden	Unter Hämorriden versteht man krampfaderartige Erweiterungen der abführenden Venen von Mastdarm und After. Dabei geht man davon aus, dass häufige Verstopfung, unregelmäßiger Stuhlgang oder langes Pressen beim Stuhlgang die Entstehung und Entwicklung von Hämorriden fördern. Ebenso können in der Schwangerschaft (durch den Druck des Kindes auf die Beckenvenen) Hämorriden entstehen. Nahezu ein Viertel der Bevölkerung leidet unter Hämorriden, die sich sehr unterschiedlich in ihrem Aussehen und der Schmerzempfindlichkeit äußern können.	
	innerliche und äußerliche purpurrote Hämorriden, die sehr schmerzhaft sind (selten blutend)	Aesculus hippocastanum
	blutende Hämorriden (die venösen Gefäße sind brüchig und reißen bei der Stuhlentleerung)	Hamamelis virginica
	purpurrote Hämorriden; Hautschrunden im Afterbereich; Schmerzen während und nach dem Stuhlgang	Hamamelis virginica
	mit Blut gefüllte Hämorriden; sehr schmerzhaft bei Berührung	Lycopodium
	äußere, entzündete, gespannte, bläuliche Hämorriden, die ausgesprochen berührungsempfindlich sind	Acidum muriaticum
	äußere Hämorriden, die beständig nässen (oder Absonderung aus dem After) und ein heftiges Jucken verursachen	Acidum sulfuricum
	Hämorriden mit ständigem Schleimaussickern	Antimonium tartaricum
	äußerliche, brennende Hämorriden, die durch warme Aufschläge gebessert werden	Arsenicum album
	außerordentlich schmerzhafte Hämorriden, die ein Sitzen und Liegen auf dem Rücken unmöglich erscheinen lassen	Hepar sulfuris
Mastdarmvorfall	Durch zu starkes Pressen beim Stuhlgang (manchmal im Zusammenhang mit Durchfall oder Verstopfung) kann es insbesondere bei kleinen Kindern oder älteren Personen zu einem Mastdarmvorfall (Rektumprolaps) kommen, bei dem die Mastdarmschleimhaut durch die Afteröffnung herausgedrängt wird. Oftmals wird	

Indikation	Ausprägung	Medikament
	der Prolaps bereits dadurch wieder beseitigt, dass ein geregelter Stuhlgang wiederhergestellt wird. In anderen Fällen kann es jedoch auch notwendig sein, auf chirurgischem Weg dem muskulären Stützapparat des Analkanals Halt zu geben und die überschüssige Schleimhaut abzutragen.	Ferrum metallicum
Apathie	siehe unter Erschöpfung	
Appetitlosigkeit	siehe unter Verdauungsbeschwerden	
Arthritis	siehe unter Gelenke	
Arthrose	siehe unter Gelenke	
Asthma bronchiale	Bronchialasthma entsteht zumeist in der Kindheit oder im frühen Erwachsenenalter, ist gekennzeichnet durch das anfallartige Auftreten von Atemnot, erschwertem Atmen und Hustenanfällen und wird neben einer Reihe von anderen, begünstigenden Faktoren (zum Beispiel familiäre Disposition) durch Allergene (wie zum Beispiel Pollen, Hausstaub, Tierhaare, Nahrungsmittel, Medikamente) verursacht. Asthmaanfälle können plötzlich durch akute Infekte im Atmungstrakt oder Allergeneinwirkung, Überanstrengung oder plötzliche Temperatur- und Witterungswechsel ausgelöst werden. Charakteristisch ist eine keuchende Atmung (bis zum Erstickungsgefühl), vermehrte Schleimansammlung und ein harter, trockener Husten.	
	Asthma mit großer Schleimansammlung; es besteht ein starkes Schleimrasseln über der ganzen Brust ; keine Möglichkeit, den Schleim auszuwerfen	Antimonium tartaricum
	Asthma mit schaumigem Auswurf wie von geschlagenem Eiweiß; Angst und Verstärkung der Symptome während der Nacht; Brennen in der Brust	Arsenicum album
	Asthma mit Erbrechen und Seitenstechen	Bryonia alba
	Asthma mit starker Atemnot; pfeifendes Rasseln; Hustenanfälle mit schwierigem, gelatineartigem Auswurf; Übelkeit; die Asthmaanfälle werden durch spontanes Erbrechen unterbrochen	Ipecacuanha
	Asthma, das besser ist in feuchter Luft, schlimmer bei trockener Kälte	Hepar sulfuris
	nächtliche Asthma-Anfälle (nach Mitternacht), durch langsames Umhergehen erfolgt eine Besserung der Beschwerden	Ferrum metallicum

Indikation	Ausprägung	Medikament
	Asthma-Anfälle tagsüber oder vor Mitternacht; Atemnot; bleiches Gesicht während des Anfalls; spastischer, kurzer Husten; kurze, schnelle Atmung, schneller Puls; Hitze; unfreiwilliger Abgang von reichlichem, hellem Urin	Ignatia
	Asthma nach Aufenthalt in feuchter Kälte; mit lockerem Husten; verschleimt klingende Rasselgeräusche	Dulcamara
	Asthma-Anfälle, die sich nach Mitternacht verschlimmern; besser durch Aufrichten, Vornüberbeugen und Aushusten von Schleim (Schleim ist zäh)	Kalium bichromicum
	Asthma-Anfälle morgens oder nach dem Essen; Anfälle beginnen mit Niesen, Fließschnupfen und Druckgefühl in der Brust; kurzer Husten mit wenig Auswurf	Nux vomica
Atemnot	siehe unter Asthma bronchiale, Fieber/Erkältung/Grippe	
Augen	Die Augen gehören zu den Sinnesorganen und sind ein wichtiges Wahrnehmungsinstrument. Die durch das Sehloch (Pupille) einfallenden Lichtstrahlen werden durch die Linse so gebrochen, dass sie sich auf der Netzhaut im Augenhintergrund zu einem Bild vereinigen. Von den (lichtempfindlichen) Sinneszellen der Netzhaut werden diese Impulse über die Sehbahn dem Gehirn vermittelt und treten als Sehwahrnehmung ins Bewusstsein. Gerade in der heutigen Zeit sind die Augen vielfältigen Belastungen ausgesetzt und werden häufig überanstrengt: verschwommenes Sehen, Schmerzen und Brennen, Trockenheit, vermehrter Tränenfluss, Juckreiz sowie Kopfschmerzen sind die Signale, die dann nicht „übersehen" werden sollten. Auch hier ist Vorsicht geboten, wenn die Beschwerden länger andauern. So kann beispielsweise eine Schwellung der Augenlider ein Hinweis auf eine gestörte Nierenfunktion sein.	
Augenentzündung		Rhus toxicodendron
	die Beschwerden verschlimmern sich durch (Sonnen)-Licht	Antimonium tartaricum
	eitrig entzündete Augen	Hepar sulfuris
	Augenentzündung, bei der vorwiegend die Hornhaut des Auges befallen ist	Apis mellifica
	Augenentzündung, bei der die Netzhaut oder die Aderhaut befallen ist	Gelsemium
	Augenentzündung, bei der die Aderhaut der Augen befallen ist	Phosphorus
	Augenentzündung (mit Brennen); es besteht ein Gefühl von großer Trockenheit der Augen, obwohl reichliche Tränenbildung besteht	Staphisagria

Indikation	Ausprägung	Medikament
Bindehaut-entzündung	verursacht durch Fremdkörper	Sulfur
„Blaues" Auge	mit starken Schmerzen im Auge	Ledum palustre
Entzündung des Lidrandes		Hepar sulfuris im Wechsel mit Mercurius
Ödeme der unteren Lider		Apis mellifica
Rötung der Lider	die Beschwerden verschlimmern sich durch (Sonnen-)Licht	Staphisagria
Gerstenkorn	Gerstenkörner sind schmerzhafte, entzündliche Schwellungen am Augenlid im Bereich der Wimpern. Sie entstehen durch eine bakterielle Infektion, die zumeist innerhalb einer Woche von allein abheilt.	Silicea
	Gerstenkörner, die oftmals eitern	Staphisagria
Schmerzen im Augapfel	heftige Augenschmerzen im Augapfel	Coloynthis
Sehschwäche	nach Überanstrengung mit Brennen in den Augen; schwimmende, schwarze Flecken vor den Augen; Gefühl eines Sandkorns im Auge	Carbo vegetabilis
	Sehschwäche durch Ermüdung der Augen (z.B. nach langem Lesen)	Lilium tigrinum
	Sehschwäche, die abends schlimmer ist	Sepia
Zuckungen der Lider	siehe auch unter Tic	Agaricus muscarius
Aufstoßen	siehe unter Verdauungsbeschwerden	
Ausbleibende Regel	siehe unter Frauenbeschwerden	
Ausschlag	siehe unter Haut	
Bettnässen	siehe unter Kinderbeschwerden	
Bindehaut-entzündung	siehe unter Augen	
Blasen-beschwerden	siehe unter Harnblase	
Blässe	siehe unter Blutarmut	
Bläschenbildung	siehe unter Haut, Gürtelrose und Haut, Herpes	
Blähungen	siehe unter Verdauung	

Indikation	Ausprägung	Medikament
Blaue Flecken	siehe unter Haut, Bluterguss, Quetschungen, Prellungen	
Blutarmut	Blutarmut (Anämie) besteht, wenn die Zahl der roten Blutkörperchen oder deren Hämoglobingehalt verringert ist. Insbesondere Frauen können aufgrund der monatlichen Blutverluste durch die Menstruation oder in der Schwangerschaft und Stillzeit an Blutarmut leiden. Aber auch eine einseitige, vitamin- und eisenarme Ernährung kann zu Blutarmut führen. Durch die unzureichende Sauerstoffversorgung der Gewebe können Schwäche, Mattigkeit und Blässe entstehen.	
Blutarmut durch Eisenmangel	das Gesicht ist erdfarben und fahl und wird durch die geringste Erregung rot; es besteht eine ausgeprägte Abneigung gegen Fleisch; häufige Übelkeit (beim Essen oder um Mitternacht)	Ferrum metallicum
Blutdruck	Mit Blutdruck wird der Druck im arteriellen System bezeichnet. Von einem hohen Blutdruck (Hypertonie) spricht man, wenn der Blutdruck in Ruhe mehr als 160/95 mm Hg beträgt, Blutdruckwerte unter 100/50 mm Hg bei Frauen bzw. 110/60 mm Hg bei Männern kennzeichnen dagegen den niedrigen Blutdruck (Hypotonie). Kalte Gliedmaßen, Blässe des Gesichts, Antriebsarmut und morgendliche Müdigkeit (man kommt nicht so recht in Schwung) sowie Kopfschmerzen und Schwindel sind Beschwerden, die bei einem niedrigen Blutdruck auftreten können. Hilfreich sind daher Bürstenmassagen, Wechselduschen und sportliche Aktivitäten, die den Kreislauf ankurbeln. Anders ist dies bei einem Bluthochdruck, der einen der wichtigsten Risikofaktoren hinsichtlich der Entstehung von Herz-Kreislauf-Erkrankungen darstellt. Es wird davon ausgegangen, dass etwa zwölf Millionen Bundesbürger erhöhte Blutdruckwerte haben. Die Folgen eines länger bestehenden, unbehandelten Bluthochdrucks können durch Früherkennung und rechtzeitige Behandlung oftmals vermieden werden.	
Brechreiz	siehe unter Verdauungsbeschwerden	
Bluterguss	siehe unter Haut, Bluterguss	
Bronchialasthma	siehe unter Asthma bronchiale	
Bronchialkatarrh	siehe unter Bronchitis	
Bronchitis	Unter Bronchitis versteht man einen zeitlich begrenzten Infekt, der in einer Entzündung der Bronchialschleimhaut besteht. Gewöhnlich tritt eine Bronchitis als Komplikation zu einer Erkältung oder einer Grippe auf und verschwindet im Allgemeinen nach deren Rückgang. Wenn eine Bronchitis nicht ausgeheilt wird, kann sie in ein chronisches Stadium übergehen oder sogar zu einer Lungenentzündung oder Tuberkulose führen.	
Akute Bronchitis	bei Beginn	Aconitum
	Bronchitis mit großer Schleimansammlung; es besteht starkes Schleimrasseln über der ganzen Brust; keine Möglichkeit, den Schleim auszuwerfen	Antimonium tartaricum

Indikation	Ausprägung	Medikament
	Bronchitis mit trockenem, rauem Katarrh und Wundheitsgefühl; Kitzelgefühl hinter dem Brustbein	Bryonia alba
	Bronchitis mit zähem oder eitrig-schleimigem Auswurf, der nach faulem Käse riecht	Hepar sulfuris
	Bronchitis mit reichlichem Auswurf	Silicea
	Bronchitis mit Verengung und Schwere der Brust; fest haftende Sekretion; krampfige Hustenanfälle mit Übelkeit und Erbrechen, kein Fieber	Ipecacuanha
Bronchialkatarrh	Bronchialkatarrh mit graufarbenem Auswurf von salzigem Geschmack	Sepia
Brustdrüsen-entzündung	siehe unter Frauenbeschwerden	
Brustentzündung	siehe unter Frauenbeschwerden	
Brustschmerzen	siehe unter Frauenbeschwerden	
Darmkoliken	siehe unter Koliken	
Dermatitis	siehe unter Haut	
Diarrhö	siehe unter Verdauung	
Drüsen	Mit Drüse wird ein Organ bezeichnet, das in seinen Zellen einen bestimmten, für die einzelne Drüsenart charakteristischen Stoff (Sekret) bildet und ausscheidet. Dabei wird zwischen den so genannten exokrinen Drüsen und endokrinen Drüsen unterschieden. Die exokrinen Drüsen entleeren das von ihnen erzeugte Sekret durch eine Öffnung nach außen (unter Anderem Milchdrüse, Schleimdrüsen und Speicheldrüsen); die endokrinen bzw. Hormondrüsen hingegen geben ihr Sekret direkt in die Blutbahn ab. Zu diesen Drüsen mit innerer Sekretion gehören beispielsweise Schilddrüse, Eierstöcke, Hoden und Hirnanhangdrüse.	
Akute Entzündung der Lymphdrüsen		Belladonna
Drüsenschwellung	Drüsenschwellung an Hals, Achsel und Leisten, die durch feuchte Witterung hervorgerufen wurde und plötzlich über Nacht auftritt	Dulcamara
	Drüsenschwellung an Hals, Achsel und Leisten	Graphites
Drüsenverhärtung		Hepar sulfuris
Durchfall	siehe unter Verdauung	

Indikation	Ausprägung	Medikament
Dyspepsie	siehe unter Verdauungsbeschwerden	
Dysmenorrhö	siehe unter Frauenbeschwerden, schmerzhafte Menstruation	
Eierstock-entzündung	siehe unter Frauenbeschwerden	
Eisenmangel	siehe unter Blutarmut	
Eiterung	siehe unter Haut	
Eiterbeutel	siehe unter Haut, Furunkel	
Eiterpusteln	siehe unter Haut, Akne	
Ekzeme	siehe unter Haut	
Endokrine Drüsen	siehe unter Drüsen	
Entzündungen	Die Ursache von Entzündungen sind meist krankheitserregende (pathogene) Bakterien. Aber auch eingedrungene Fremdkörper, Hitze und Kälte können zu typischen Entzündungsreaktionen führen. Eine Entzündung ist eine Abwehrreaktion des Körpers und sozusagen die Antwort des Organismus auf diese schädlichen Einflüsse, mit dem Ziel, deren weitere Ausbreitung zu hemmen. Je nach Dauer wird zwischen akuten (zum Beispiel Sonnenbrand, Furunkel) und chronischen Entzündungen unterschieden.	
Entzündung, beginnend, plötzlich	große körperliche und geistige Unruhe; Angst, die sich bis zur Todesfurcht steigern kann; harter und schneller Puls; Gefühl, als wolle das Blut die Adern sprengen; unerträgliche, heftige Schmerzen; Berührungsempfindlichkeit; Taubheitsgefühle, Stechen und Ameisenkribbeln	**Aconitum** (wird nur im Anfangsstadium einer Erkrankung vor einer Lokalisierung der Beschwerden gegeben und muss abgesetzt werden, wenn man zu schwitzen beginnt)
Entzündungen, lokalisiert	plötzliches Auftreten und Schmerz; rasche Entwicklung der Entzündung; große Hitze, tiefe Röte; heftiges Brennen, rasche Schwellung; ausgeprägte Berührungsempfindlichkeit; starkes Klopfen, Stechen und Pulsieren	**Belladonna**
Entzündungen, örtlich		**Mercurius**
Erbrechen	siehe unter Verdauungsbeschwerden, Reisekrankheit, Frauenbeschwerden (Schwangerschaftserbrechen), Kinderbeschwerden	

Indikation	Ausprägung	Medikament
Erfrierungen	Durch starke oder lange Kälteeinwirkungen wird die Haut und das darunter liegende Bindegewebe geschädigt. Inbesondere die Finger und Zehen sowie Nase und Ohren sind häufig davon betroffen: sie werden weiß und gefühllos. An Fingern und Zehen können sich rotblaue Schwellungen und Knötchen bilden, die Frostbeulen genannt werden.	
Frostbeulen	juckend und brennend	Agaricus muscarius oder Petroleum
Erkältung/Grippe	Erkältungen und Grippe sind Infektionen, die hauptsächlich durch Viren verursacht werden. Eine Erkältung oder ein so genannter grippaler Infekt entsteht häufig nach Kälteeinwirkungen (zum Beispiel nach Dürchnässung oder Auskühlung nach starkem Schwitzen) und äußert sich durch Beschwerden wie Schnupfen, tränende Augen, allgemeine Mattigkeit, Kopf- und Halsschmerzen sowie Husten. Grippeerkrankungen (Virusgrippen), die vorwiegend in den Wintermonaten auftreten, sind gekennzeichnet durch Fieber (häufig verbunden mit Frösteln bis hin zu Schüttelfrost) sowie Kopf-, Glieder-, Muskel- und Rückenschmerzen. Ebenso können Halsentzündungen, Heiserkeit, Husten, Durchfall und Erbrechen auftreten. siehe auch unter Fieber, Schnupfen	
Grippaler Infekt	grippaler Infekt mit Husten und Schnupfen; glühend heißer Kopf; schlimmer abends, nachts und im Warmen, besser im Freien; Kopfschmerzen, häufiges Niesen, empfindliche Nase, Nasenlaufen (das aus der Nase abgesonderte Sekret macht Nase und Lippen wund); die Augen tränen	Allium cepa
	grippaler Infekt nach Kälteeinwirkung (trockene Kälte) mit plötzlichem, heftigem Fieber, Schlaflosigkeit, Angst und Durst; trockene, verstopfte Nase, brennender Hals; trockener, lauter, heiserer Husten; heißer Atem	Aconitum
	grippaler Infekt mit Zerschlagenheitsgefühl (wie gerädert/zerschlagen) am ganzen Körper	Rhus toxicodendron
	grippaler Infekt mit Zerschlagenheitsgefühl (wie gerädert/zerschlagen) am ganzen Körper; Durst auf Kaltes; Augen- und Kopfschmerzen; Heiserkeit und Husten; Kehlkopf- und Brustschmerzen; Verschlimmerung der Beschwerden nachts	Eupatorium
	Beschwerden steigen von oben nach unten und beginnen mit Niesen und Fließschnupfen; die Augen tränen und schmerzen; aufgesprungene, trockene Lippen; darauf folgen Heiserkeit und trockener, spastischer Husten mit wenig Auswurf (heftig stechender Brustschmerz); großer Durst auf kaltes Wasser; Verschlimmerung der Beschwerden nachts und nach dem Essen und Trinken; Reizbarkeit	Bryonia alba

Indikation	Ausprägung	Medikament
Husten	heftiger Husten mit reichlichem, schleimig-eitrigem Auswurf (Gefühl von Brennen im Kehlkopf), schlimmer nachts; Auswurf bessert die Beschwerden	Acidum nitricum
	trockener Husten in heftigen Anfällen mit Brennen in der Kehle; besser im Liegen	Manganum metallicum
	krampfhafter, erstickender Husten, besonders frühmorgens sehr heftig; Übelkeit und Erbrechen; gemildert durch Aufstoßen; schwieriger und spärlicher Auswurf	Antimonium tartaricum
	tagsüber und abends auftretender Husten mit Heiserkeit und Kitzeln (besonders in kalter Luft); Neigung zu Schwitzen und Durchfall; gelblicher, eitriger Auswurf mit unangenehmem Geruch und Geschmack	Acidum phosphoricum
	Husten, der durch eine Überbeanspruchung der Stimme hervorgerufen wird	Arnica
	trockener Husten (wie zerreißend); hauptsächlich nachts, dabei Gefühl von Brennen innerlich und auf der Körperoberfläche; Auswurf von schaumigem Speichel mit oftmals fauligem Geschmack	Arsenicum album
	krampfiger, „bellender" Husten in trockenen, abgehackten Stößen, in Anfällen auftretend, nachts schlimmer (gegen Mitternacht); Hitze, Durst; Schmerz in der Kehle beim Schlucken; glänzende Rötung im Rachen; Auswurf von mit Speichel untersetztem Schleim	Belladonna
	morgendlicher Husten beim Erwachen, bei Bewegung	Bryonia alba
	trockener, lockerer und häufiger Husten, begleitet von stechenden Schmerzen; während des Hustens wird die Hand gegen die Seite gepresst; schlimmer bei Eintreten in Wärme; spärlicher, zäher, klebriger Auswurf	Bryonia alba
	Husten mit hartnäckiger Heiserkeit, besonders morgens und abends; Hustenanfälle werden ausgelöst bei Wechsel von warm nach kalt; andauerndes Gefühl von Brennen und innerem Wundsein	Carbo vegetabilis
	trockener, heiserer, krampfiger, plötzlich auftretender Husten (bei Übergang aus Wärme in feuchte Kälte); Schleim kann erst nach Anstrengung ausgeworfen werden; während des Hustens schnürender Schmerz (Hand wird auf schmerzende Stelle gepresst)	Dulcamara

Indikation	Ausprägung	Medikament
	krampfiger Husten bereits morgens beim Erwachen; besser nach Nahrungsaufnahme	Ferrum metallicum
	kruppartiger, erstickender, in Anfällen auftretender Husten mit deutlichem Schleimrasseln; beim Husten Schmerz im Kehlkopf; trotz Anstrengung kann Schleim nicht ausgeworfen werden	Hepar sulfuris
	trockener Husten, der abends beginnt und die ganze Nacht andauert; besser durch Aufsetzen im Bett; Husten löst sich morgens unter reichlicher Absonderung von Schleim	Pulsatilla
	kurzer, trockener Husten mit Kitzel in der Brust und Geschmack von Blut im Mund	Rhus toxicodendron
	trockener, „hohler" Husten (wird durch Kitzel im Kehlkopf ausgelöst), verschlimmert sich durch Tabakrauch	Staphisagria
Erschöpfung		
	Erschöpfung nach lang anhaltenden Sorgen oder Kummer mit Schwäche, Apathie, körperlicher und geistiger Abgestumpftheit	Acidum phosphoricum
	Erschöpfung nach schweren Verletzungen (traumatischer Schockzustand), nach lang andauernder Strapazierung der Muskulatur	Arnica
	Erschöpfung nach langer Krankheit oder übertriebener Überanstrengung; nach Säfteverlusten (beispielsweise zu langes Stillen oder Blutverluste)	China
	Erschöpfung nach lang andauernder nervlicher Verausgabung	Magnesia carbonica
	Erschöpfung nach Kummer und lang anhaltenden Sorgen (psychisches Trauma, das das Nervensystem erschöpft hat)	Arnica
Exokrine Drüsen	siehe unter Drüsen	
Fieber	Fieber ist keine Krankheit an sich, sondern eine Abwehrreaktion des Körpers, die durch Infektionen oder seelische bzw. körperliche Überanstrengung hervorgerufen wird. Man unterscheidet zwischen leichtem (37,5 – 38 °C), mäßigem (38 – 39,5 °C) und hohem Fieber (39,5 – 40,5 °C). Körpertemperaturen über 40,5 °C sind lebensgefährlich, da Herz und Kreislauf dann überlastet sind. Für die Schwere einer Erkrankung ist die Höhe des Fiebers nicht allein bestimmend. Um den	

Indikation	Ausprägung	Medikament
Verlauf der Krankheit jedoch beurteilen zu können, sind ärztliche Überwachung und regelmäßige Fiebermessungen (circa alle zwei Stunden) unbedingt erforderlich. siehe auch unter Erkältung/Grippe, Kinderbeschwerden		
	Fieber, akut, beginnend; Gesichtsrötung, kräftiger, „hüpfender" Puls; großer Durst auf Wasser; Trockenheit der Haut	Aconitum
	Fieber mit rotem, heißem Kopf; der übrige Körper ist kalt; Frostschauer; viel Durst; Gefühl, als würde der Körper mit kaltem Wasser übergossen	Arnica
	Fieber nachts, Fieberschauer ohne Durst; reichliche Schweißbildung, kalt und klebrig; periodische Anfälle	Arsenicum album
	Fieber, beginnend mit Frostschauern; allgemeine Kälte und Blässe des Gesichts; darauffolgend heftige, brennende Hitze; rot geschwollenes Gesicht, Schläfenklopfen; beschleunigter, harter, kräftiger Puls; allgemeine, warme Schweißbildung, sehr reichlich, besonders stark im Gesicht	Belladonna
	Fieber mit Schüttelfrost und Übelkeit; rote, heiße Backen, brennende Hitze und Röte des Gesichts	Bryonia alba
	Fieber mit Frostschauern (die den Rücken entlanglaufen); dabei Zittern, Erstickungsgefühl	Magnesia phosphorica
	Fieber mit schleimigem Erbrechen; bitterer Mundgeschmack; Ausschlag auf der Brust	Hepar sulfuris
	Fieber vornehmlich abends und nachts mit trockener Hitze, unstillbarer Durst; Angst und Unruhe; eiskalte, heftige Fieberschauer (dabei bleiches Gesicht), reichlicher Morgenschweiß	Lachesis
	Fieber mit Kälteschauern, Zittern und Zähneklappern; blassbläuliche Extremitäten, Durst (während des Hitzestadiums kein Durst); Fieberanfälle oft abends	Nux vomica
	Fieber mit Frostschauern (morgens); Atemnot, Ohnmachtsneigung, kalte Glieder; warmer Kopf und Gesicht, kalter Stirnschweiß, Schwitzen in der Nacht	Phytolacca
	Fieber mit häufigen Fieberschauern; Kälte (besonders abends), starke Schweißneigung	Staphisagria

Indikation	Ausprägung	Medikament
Flatulenz	siehe unter Verdauung (Blähungen)	
Flechtenausschlag	siehe unter Haut	
Frauenbeschwerden	Die weibliche Brust besteht vorwiegend aus Fettgewebe, Milchdrüsen und Drüsenausführungsgängen. Viele Frauen leiden in der zweiten Hälfte des monatlichen Zyklus durch den veränderten Hormonhaushalt an Brustschmerzen (prämenstruelles Syndrom), die jedoch bei Eintreten der Blutung wieder verschwinden. Eine Brustdrüsenentzündung (Mastitis) äußert sich vor allem in einer Schwellung und starken Schmerzempfindlichkeit der Brust, wobei – im Gegensatz zu einer Brustentzündung – die Anschwellung meist doppelseitig und die Körpertemperatur nicht deutlich erhöht ist.	
Brustentzündung	heiße, blasse, steinharte Brüste; Schweregefühl in der Brust; die geringste Bewegung ist schmerzhaft	*Bryonia alba*
Brustdrüsenentzündung	geschwollene Brüste, Brüste hart und schmerzhaft; der Schmerz strahlt beim Stillen durch den ganzen Körper	*Phytolacca*
Brustschmerzen	die Brüste fühlen sich schwer, hart, rot und heiß an	*Belladonna*
Eierstöcke	Die Eierstöcke (Ovarien) liegen rechts und links der Gebärmutter im kleinen Becken und setzen im monatlichen Zyklus der Frau aus den mehreren tausend unreifen Eizellen ein reifes Ei frei (Ovulation oder Eisprung), das in die Eileiteröffnung ausgeschwemmt wird. Tritt keine Befruchtung ein, erfolgt circa 14 Tage später die Menstruation.	
Entzündung der Eierstöcke	mit stechenden oder krampfartigen Schmerzen (als ob eine Nadel tief hineingestochen würde)	*Coloynthis*
Schmerzen in den Eierstöcken	Schmerzen rechts schlimmer; schneidende, krampfige Schmerzen, die durch Wärme gebessert werden	*Magnesia phosphorica*
	Schmerzen links schlimmer; strahlen in den gleichseitigen Oberschenkel aus	*Lilium tigrinum*
Schwellung des Eierstocks	stechende Schmerzen, die plötzlich auftreten und ebenso plötzlich wieder verschwiden	*Belladonna*
Gebärmutter	Die Gebärmutter (Uterus) ist ein muskulöses, birnenförmiges Hohlorgan und liegt in der Beckenmitte der Frau. Sie ist an mehreren Bändern aufgehängt, die sie stützen und halten. Sind die Befestigungsbänder der Gebärmutter anlagebedingt schlaff bzw. nach einer Geburt überdehnt, kann es zu einer Gebärmutter-	

Indikation	Ausprägung	Medikament
	senkung oder einem Gebärmuttervorfall kommen. Die Beschwerden beginnen zumeist mit einem Gefühl des Drucks nach unten. Aufgrund der veränderten Lage der Gebärmutter können durch den stärkeren Druck auf den Beckenboden mit der Zeit auch häufiger Harndrang und Blasenbeschwerden auftreten.	
Neuralgische Schmerzen in der Uterusgegend	heftige Schmerzen von einer Hüfte zur anderen; spärliche, schmerzhafte Menstruation mit klumpigem Blut, das nur im Gehen fließt	Lilium tigrinum
Menstruation	Auch während der Menstruation kann es zu unterschiedlichen, mehr oder weniger ausgeprägten Beschwerden kommen. So können unter Anderem seelische Belastungen, akute Infekte, Vitaminmangel oder hormonelle Schwankungen zum Ausbleiben oder einer Verzögerung der Regelblutung führen. Manche Frauen wiederum leiden an seelischen Verstimmungen wie Gereiztheit oder Traurigkeit oder an körperlichen Symptomen wie Aufgedunsenheit, die auf einer vorübergehenden übermäßigen Flüssigkeitsansammlung im Körper beruhen. Starke, kolikartige Schmerzen während der Menstruation werden als Dysmenorrhö bezeichnet.	
Dysmenorrhö	Menstruationsschmerzen mit außerordentlich starken Koliken	Coffea
	Dysmenorrhö mit außerordentlich starken Schmerzen, Schauern, Erbrechen, Durchfall und Ohnmacht	Chamomilla
	die Krämpfe hören auf, sobald die Blutung ins Fließen kommt	Magnesia phosphorica
	Dysmenorrhö mit Koliken; dunkles, klumpiges Blut, das nur ruckweise fließt	Pulsatilla
	Dysmenorrhö mit heftigen Schmerzen im Bereich der Eierstöcke (vornehmlich links), die zur Bettruhe zwingen; häufig spärlicher Menstruationsfluss	Thuja occidentalis
Menstruationskopfschmerzen bei anämischen Frauen		Ferrum metallicum
	Menstruationskopfschmerzen (spärliches Menstruationsblut)	Sepia
	Menstruationskopfschmerz vor und während der Regel mit Schmerzen im linken Eierstock und in der Gebärmutter	Cimicifuga

Indikation	Ausprägung	Medikament
Unregelmäßige Regelblutung	Ausbleibende oder verzögerte Regelblutung bzw. Blutungen außerhalb der Regel	Ferrum metallicum
	unregelmäßige und spärliche Regelblutung	Pulsatilla
	verzögerte Regelblutung; blasses Blut, heftige Koliken; wässriger Ausfluss mit Spannung des Bauches	Graphites
Schwangerschaft	Aufgrund der hormonellen Umstellung während einer Schwangerschaft kann es zu mehr oder weniger ausgeprägten Beschwerden kommen. Viele Frauen klagen gerade in den ersten drei Monaten der Schwangerschaft über morgendliches Unwohlsein, Übelkeit und Erbrechen, bis der Körper sich der veränderten Hormonproduktion angepasst hat.	
Schwangerschaftserbrechen	mit Übelkeit, nervös bedingt	Cocculus
	Schwangerschaftserbrechen bei der geringsten Bewegung	Tabacum
Wechseljahre	Die Wechseljahre (auch Menopause oder Klimakterium genannt) treten in der Regel bei Frauen zwischen dem 47. und 54. Lebensjahr auf und bezeichnen den Abschnitt des Lebens, in dem die Menstruation auszubleiben beginnt. Die Periode setzt in immer größeren Abständen ein, bis sie schließlich ganz wegbleibt. Durch die hormonelle Umstellung vollziehen sich in dieser Zeit im Körper tief greifende Veränderungen, die zu einer Anzahl von Beschwerden führen können. Häufig treten Hitzewallungen und Schweißausbrüche auf, die Gefahr von Osteoporose (verminderte Knochenfestigkeit) nimmt stark zu, viele Frauen klagen über eine erhöhte Empfindlichkeit und Reizbarkeit sowie über Depressionen und seelische Befindensveränderungen.	
Hitzewallungen in den Wechseljahren		Lachesis
Frostbeulen	siehe unter Erfrierungen	
Furunkel	siehe unter Haut	
Fußschweiß	siehe unter Körpergeruch	
Gastritis	siehe unter Magenkatarrh	
Gastro-Enteritis	siehe unter Magendarmentzündung	

Indikation	Ausprägung	Medikament
Gelenke	Gelenke sind Verbindungen zwischen den Knochen und ermöglichen die geregelten Bewegungen der Skelettteile. Im Bereich eines Gelenkes sind zwei von Knorpel überzogene Knochenenden (der Gelenkkopf und die Gelenkpfanne) durch einen Gelenkspalt voneinander getrennt. Die Knochenhaut, die sich von Knochen zu Knochen fortsetzt, bildet die Gelenkkapsel, die das Gelenk nach außen abschließt. Verstärkt wird diese durch Gelenkbänder. Von der inneren Auskleidung der Gelenkkapsel wird eine Flüssigkeit (die Gelenkschmiere) abgesondert, die ein besseres Gleiten der beiden Gelenkflächen gewährleistet. Das glatte Knorpelgewebe hat dabei die Aufgabe, die Reibung im Gelenk zu vermindern. Wenn die Knorpelüberzüge bei einer Gelenkerkrankung oder durch Abnutzung verloren gehen, kommt es zu Belastungs- und Bewegungsschmerzen, die ein knarrendes Geräusch verursachen und degenerative Gelenksveränderungen mit Steifigkeit zur Folge haben (Arthrose). Eine Entzündung der Gelenke wird als Arthritis bezeichnet. siehe auch unter Gicht und Rheumatismus	
Gelenkentzündung		Acidum benzoicum
	Gelenkentzündung der Unterarme, Handgelenke, Hände und Finger (besonders rechts)	Lycopodium
Krachen in den Gelenken		Nux vomica, Cocculus
Knacken u. Steifheit in den Kniegelenken	(häufig von Wadenkrämpfen begleitet)	Sulfur
Steife, schmerzende Gelenke	Verschlimmerung durch Ruhe, Nässe und Kälte; Besserung durch Bewegung und Wärme (zu Beginn der Bewegung oder morgens beim Aufstehen können die Schmerzen stärker werden, bei weiterer Bewegung tritt jedoch eine deutliche Besserung der Beschwerden ein)	Rhus toxicodendron
Geschwollene Gelenke	Gelenke rot und schimmernd; blitzartiges Ausbreiten der Schmerzen längs der Glieder	Belladonna
Gereiztheit		
	Gereiztheit nach geistiger Überarbeitung	Cimicifuga
	Gereiztheit nach Alkoholmissbrauch	Cimicifuga
Gerstenkörner	siehe unter Augen	
Gesichtsneuralgie	siehe unter Neuralgien	

Indikation	Ausprägung	Medikament
Geschwüre	siehe unter Haut	
Gicht	Gicht ist die Folge einer Stoffwechselstörung, die zu einer übermäßigen Erzeugung von Salzen der Harnsäure (so genannte Urate) führt, die sich dann an Knorpeln, Knochen, Haut, Schleimbeuteln und anderen Geweben ablagern und zu Funktionsstörungen und Schädigungen der betroffenen Organe führen. Ein örtlicher Gichtbefall äußert sich mit Empfindlichkeit, Schwellung und Schmerzen im Bereich eines Gelenkes. Eine Entzündung in einem oder mehreren Gelenken, die oftmals mit anfallartigen, starken Schmerzen verbunden ist, wird als Gicht-Arthritis bezeichnet (sie befällt bevorzugt das Großzehengrundgelenk). siehe auch unter Gelenke und Rheumatismus	
Gichtknoten der Finger		*Calcarea fluorica*
Gichtknoten am Grundgelenk der großen Zehe		*Ledum palustre*
Lendenschmerzen bei Gicht	Mühe, sich aus dem Bett oder vom Sitz zu erheben; Hinlegen bereitet Schmerzen; Verschlimmerung durch Bewegung und Erschütterung	*Berberis vulgaris*
Gingivitis	siehe unter Zähne, Zahnfleischentzündung	
Gliederschmerzen	siehe unter Erkältung/Grippe, Fieber	
Grippaler Infekt	siehe unter Erkältung/Grippe	
Grippe	siehe unter Erkältung/Grippe	
Gürtelrose	siehe unter Haut	
Halsentzündung	siehe unter Kinderbeschwerden	
Harnblase	Die Harnblase ist ein Hohlorgan mit einer starken Muskelwand, die im untersten Abschnitt des Bauchraumes (im kleinen Becken hinter dem Schambein) liegt. Sie kann ihre Größe je nach der Harnmenge, die sie aufnimmt oder ausscheidet, ändern. Der Harn fließt von den Nieren durch die rechts und links einmündenden Harnleiter in die Harnblase und wird dann durch die nach außen führende Harnröhre ausgeschieden. Die Harnröhre bei der Frau ist kürzer als beim Mann (dadurch können Krankheitserreger schneller in den Körper eindringen) und endet in einer eigenen Öffnung zwischen den Schamlippen. Beim Mann verläuft die Harnröhre durch das Glied und hat dessen Länge.	
Harnblasenentzündung	Die Harnblasenentzündung (Zystitis) entsteht zumeist durch Bakterien (bakterielle Infektion), die von außen durch die Harnröhre, von den Nieren, dem Darmtrakt oder auf dem Blutweg in die Harnblase gelangen. Insbesondere sind Frauen von ihr betrof-	

Indikation	Ausprägung	Medikament
	fen, da die Bakterien durch die kürzere Harnröhre schneller hochsteigen können. Auch Unterkühlungen und unzureichende Flüssigkeitsaufnahme können das Auftreten von Harnblasenentzündungen fördern. Oftmals äußert sich die Entzündung durch häufiges, schmerzhaftes, brennendes Wasserlassen und ist nicht selten durch Eiweiß und Blut im Urin sowie eine Beeinträchtigung des Allgemeinbefindens gekennzeichnet. Wichtig ist es, im Falle einer Harnblasenentzündung sofort die Flüssigkeitszufuhr zu erhöhen (täglich zwei bis drei Liter Mineralwasser oder spezielle, krampf- und schmerzstillende Blasentees), um die Ausscheidung anzuregen, auf eine reizarme Kost zu achten (starke Gewürze, Salz, Zucker, Alkohol vermeiden) und sich Bettruhe zu gönnen (eine Wärmflasche lindert). Wenn Harnblasenentzündungen nicht richtig ausgeheilt werden, können sie in einen chronischen Zustand übergehen oder rezidivieren, also ständig wiederkehren. Ebenso können die Nieren angegriffen werden oder den Harnabfluss behindernde Veränderungen im Harntrakt entstehen, sodass auch hier eine eindeutige ärztliche Diagnose und Überwachung die möglichen Risikofaktoren ausschließen sollte.	
Blasenentzündung, akut	häufiger und heftiger Drang; Urin fließt tropfenweise, dabei brennende und schneidende Schmerzen, die auch nach dem Wasserlassen weiter anhalten; ebenso Fortbestehen des Harndrangs	Cantharis
	Blasenentzündung nach Aufenthalt in feuchter Kälte; Blase kann nicht entleert werden (Harnverhalten); milchiger Urin	Dulcamara
Blasenschmerzen	mit schmerzhaftem Drang zur Blasenentleerung (nur tagsüber); gereizter Blasenhals; besser in horizontaler Lage	Ferrum metallicum
	volle Blase, die sich nicht entleert; spärlicher, rötlicher Urin, der nur tropfenweise fließt; schmerzhafter Drang zur Blasenentleerung	Camphora
Unwillkürliches Harnlassen	mit schmerzhaftem, häufigem, spärlichen und blutigen Wasserlassen	Apis mellifica
	unwillkürliches Harnlassen mit häufiger Entleerung von reichlichem, blassem Urin	Belladonna
Hämatom	siehe unter Haut, Bluterguss	
Hämorriden	siehe unter Anus, Hämorriden	

Indikation	Ausprägung	Medikament
Haut	Die Haut ist das größte Organ des Körpers. Welche lebenswichtige Rolle sie für den menschlichen Organismus übernimmt, wird bereits dadurch deutlich, dass schon der Verlust eines Drittels der Hautfläche (durch Verbrennungen beispielsweise) zum Tode führen kann. Die Haut erfüllt eine Vielfalt von Aufgaben. So wirkt sie als physiologische Schutzbarriere vor bakteriellen, mechanischen, chemischen und witterungsbedingten Angriffen; als hoch empfindliches Sinnesorgan dient sie mit Druck-, Tast-, Wärme-, Kälte- und Schmerzpunkten der Informationsaufnahme aus der Umwelt. Neben der Regulation des Wasser- und Wärmehaushaltes funktioniert sie auch als Stoffwechselorgan und kann bei ungenügender Tätigkeit des Verdauungssystems bis zu einem gewissen Maß eine Ausgleichsfunktion übernehmen. Ein Fett- und Feuchtigkeitsfilm, der so genannte Säureschutzmantel, bildet einen regelrechten Schutzfilm vor dem Eindringen von Krankheitserregern und verhilft der Haut zu der nötigen Geschmeidigkeit und Elastizität. Wenn jedoch schädliche Witterungs- und Umwelteinflüsse oder psychische Faktoren (Stress oder Ähnliches) fortdauernd, kann es zu den unterschiedlichsten Hauterkrankungen kommen.	
Abszesse	sind Eiteransammlungen in einem Hohlraum, der durch den Zerfall von Hautgewebe entstanden ist.	Hepar sulfuris
Akne	ist eine Hautkrankheit, die durch das Auftreten von Mitessern (Komedonen) und Eiterpusteln (Pickel, Akne-Knoten) im Gesicht und oft auch noch auf Brust und Rücken gekennzeichnet ist. Sie kommt am häufigsten bei Jugendlichen durch eine geschlechtshormonbedingte Funktionsstörung der Hautdrüsen vor und ist oftmals mit einer vermehrten Talgproduktion (Seborrhö) verbunden.	
Akne mit kleinen, zahlreichen Akne-Knoten	begleitet von Hitze und Jucken (das Aufschießen der Knoten ist schmerzhaft)	Arnica
	Akne mit stark juckenden Knötchen auf der Haut und Krustenbildung	Sulfur
	juckende Hautausschläge, die immer wiederkehren	Staphisagria
	schuppiger Hautausschlag; schlimmer durch Kälte	Arsenicum album
	krustiger, nässender Hautausschlag (in der Nähe von Körperöffnungen); beim Kratzen tritt eine gelbe Flüssigkeit aus (zäh wie Honig)	Graphites
	Flechtenausschlag mit stark juckenden Knötchen auf der Haut	Lycopodium
Bluterguss		Arnica

Indikation	Ausprägung	Medikament
Eiterungen der Haut		*Hepar sulfuris*
	unaufhörliche Eiterungen oder eiternde Hautabschälungen	*Silicea*
Ekzem	Ein Ekzem ist eine juckende und nässende Entzündung und kann insbesondere bei einer überempfindlichen, sensiblen Haut an verschiedenen Körperstellen auftreten. In der Medizin wird der Begriff Dermatitis als weiterer Fachausdruck gebraucht.	
Ekzem auslaufend	Ekzem mit auslaufender, scharfer Flüssigkeit, die auf den Stellen, die sie überfließt, neue Bläschen bildet	*Staphisagria*
Ekzem trocken	Ekzem mit trockenen, schuppigen Krusten, sie sich nur schwer und langsam lösen; Ausschlag (oft kreisrund) ist häufig vorübergehend nässend, schlimmer durch (Bett-)Wärme	*Sepia*
Ekzem an den Händen	die Hände und Fingerspitzen sind aufgesprungen und rissig	*Petroleum*
Hautekzem	besser im Sommer, schlimmer im Winter	*Arsenicum album*
	Hautekzem, das ein brennendes Jucken verursacht; schlimmer durch Kratzen; allgemein gebessert durch kalte Aufschläge; ausgeprägter Ausschlag auf dem Handrücken	*Berberis vulgaris*
	Hautekzem schlimmer bei Wärme; Juckreiz schlimmer in der Nacht	*Graphites*
	Hautekzem mit Jucken und Brennen	*Rhus toxicodendron*
Furunkel	Ein Furunkel ist ein sehr schmerzhafter, örtlich begrenzter Entzündungsherd der Unterhaut im Bereich eines infizierten Haarbalgs. Ein Furunkel äußert sich zunächst als runde, harte und gerötete Hauterhebung, in deren Mitte ein Haar steht. Innerhalb weniger Tage verfärbt sich das Knötchen unter zunehmender Schmerzhaftigkeit dunkelrot, an der Spitze entsteht eine hellgelbe Eiterkuppe. Häufig kommt es in diesem Stadium zur Erweichung der Stelle und zur Entleerung des Eiters. Der zurückbleibende Hohlraum wächst zu und heilt (unter Zurücklassen einer Narbe) ab.	
Furunkel, allgemein	Furunkel kehren immer wieder und jucken stark (Krustenbildung)	*Sulfur*

Indikation	Ausprägung	Medikament
Furunkel, allgemein	zahlreiche, kleine Furunkel, die von Jucken und Hitze begleitet sind (das Aufschießen verursacht Schmerzen)	Arnica
Gürtelrose	Als Gürtelrose (oder Herpes zoster) wird eine Viruskrankheit bezeichnet, die zu bläschenförmigen Hautveränderungen im Bereich von einem oder mehreren Nervengebieten führt (am häufigsten ist der Brustbereich betroffen). Charakteristisch ist eine halbseitige Rötung mit zahlreichen, gruppenartig angeordneten Bläschen im betroffenen Bereich. Bereits vor dem Ausbruch des Ausschlags treten starke Schmerzen auf, die auch nach dem Abklingen der Krankheit noch circa zwei bis vier Wochen anhalten können.	
Gürtelrose mit Jucken und Brennen	Jucken und Brennen schlimmer nachts	Rhus toxicodendron
Hautbrennen	Hautbrennen mit und ohne Bläschenbildung	Cantharis
Hautödem, akut		Apis mellifica
Herpes	Unter Herpes versteht man einen Hautausschlag, der durch eine Virusinfektion der Haut (oder der Nervenenden in der Haut) hervorgerufen wird und gekennzeichnet ist durch zahlreiche, kleine, oberflächliche Bläschen.	
Herpes mit brennenden, stechenden Schmerzen		Cantharis
Muttermale	Muttermale (auch Leberflecken genannt) können an jeder beliebigen Körperstelle auftreten, entwickeln sich häufig erst im Kindesalter oder später und können unterschiedliche Form und Größe annehmen (bräunlich oder schwarzblau gefärbt, unpigmentiert).	
Muttermale, juckend, brennend		Rhus toxicodendron
Muttermale, sich ausbreitend	Muttermale, die dazu neigen, sich auszubreiten und hervorzustehen	Thuja occidentalis
Nesselausschlag	Der Nesselausschlag (auch Nesselfieber, Nesselsucht oder Urticaria genannt) ist eine allergische Reaktion der Haut, vornehmlich ausgelöst durch Nahrungsmittel oder Medikamente. Auf der Haut bilden sich dabei heftig juckende Schwellungen (Hautquaddeln), die überall am Körper auftreten können.	Apis Mellifica

Indikation	Ausprägung	Medikament
Neurodermitis	Die Neurodermitis stellt eine Sonderform der Ekzemerkrankungen dar und beruht – neben äußerlichen Faktoren – auf einer vererbbaren Veranlagung (Disposition). Häufig wird von Ärzten für die Neurodermitis auch der Name konstitutionelles oder endogenes Ekzem verwendet (griech.: endogen = aus der besonderen Anlage des Körpers hervorgegangen). Die Neurodermitis tritt insbesondere in Familien auf, die an Heuschnupfen oder Asthma leiden. So steigt das Risiko einer Erkrankung, wenn ein oder beide Elternteile eine entsprechende Disposition haben. Die vererbte Veranlagung bedingt vor allem eine Fehlsteuerung der körpereigenen Immunabwehr. Allergien (zum Beispiel gegen Milcheiweiß, Blütenpollen, Tierhaare) sind häufig. Aber auch psychische Belastungen können zum Ausbruch der Krankheit führen. Im akuten Stadium der Entzündung ist die Haut stark gerötet und geschwollen. Es bilden sich Bläschen, Knötchen und Krusten, die mitunter stark jucken, brennen und nässen. Durch die verstärkte Abschuppung der Haut kann sich der wichtige Säureschutzmantel nicht ausreichend aufbauen, der natürliche Hautschutzfilm wird dadurch zerstört und Pilze und Bakterien dringen leichter ein. Die Neurodermitis tritt bevorzugt im Kindesalter auf, die Betroffenen leiden jedoch auch als Erwachsene oft unter mehr oder weniger starken Ekzemen und die Empfindlichkeit der Haut und damit das Risiko, erneut zu erkranken, bleibt erhalten.	
Risse und Schrunden im Handteller		Calcarea fluorica
Schuppenflechte	Die Schuppenflechte (Psoriasis) ist gekennzeichnet durch entzündete, stark gerötete Hautbezirke, an denen sich kontinuierlich die oberen Hautschichten in Form von unterschiedlich großen Schuppen (oft silbrig glänzend) ablösen. Typische Stellen, an denen die Schuppenflechte auftritt, sind Knie und Ellbogen sowie Kopfhaut und Augenbrauen. Aber auch die Innenseiten der Gelenkbeugen, die Achselhöhlen, der Nabel oder die Analfalte können befallen werden. Durch die vermehrte Schweißbildung in diesen Regionen kann ein starker Juckreiz ausgelöst werden. Circa zwei Prozent der Bevölkerung leiden an Schuppenflechte, wobei der Verlauf der Erkankung und die Ausprägung der Symptome sehr unterschiedlich sein können.	

Indikation	Ausprägung	Medikament
Schuppenflechte mit heftigem Juckreiz	Juckreiz vorübergehend durch Kratzen gebessert, auf Dauer aber verschlimmert	Manganum metallicum
Warzen	Warzen werden durch ein Virus hervorgerufen und können unterschiedliche Form und Größe annehmen. Um eine weitere Warzenneubildung zu verhindern, sollten sie nie aufgestochen oder anderweitig gereizt werden. In manchen Fällen verschwinden Warzen unbehandelt von selbst.	
Warzen, flach		Berberis vulgaris
Warzen, gestielt		Staphisagria
Warzen, rissig	die Warze neigt dazu, rissig zu werden, sich zu spalten und Feuchtigkeit abzusondern	Thuja occidentalis
Heiserkeit		
	Heiserkeit, die sich abends und bei Feuchtigkeit verschlimmert	Carbo vegetabilis
	Heiserkeit als Folge einer Erkältung des Kehlkopfes; das Schlucken ist schmerzhaft, der Kehlkopf berührungsempfindlich	Spongia
	Heiserkeit bei kalter, feuchter Witterung	Manganum metallicum
	Heiserkeit, die bis zur Stimmlosigkeit gehen kann; abends schlimmer; große Empfindlichkeit des Kehlkopfes	Phosphorus
Herpes	siehe unter Haut	
Herpes zoster	siehe unter Haut (Gürtelrose)	
Hexenschuss	Mit Hexenschuss (Lumbago) werden Schmerzen bezeichnet, die von lang anhaltenden, schweren Muskelverspannungen in der unteren Rückengegend verursacht wurden (Folge von Verletzungen oder Bandscheibenvorfall bzw. Gelenkerkrankungen der Wirbelsäule). siehe auch unter Ischialgie und Neuralgien	
	nach Aufenthalt in feuchter Kälte	Dulcamara
	Hexenschuss mit Schmerzen, die morgens und im Liegen schlimmer sind	Nux vomica
	Hexenschuss mit Schwäche in der Lendengegend; schlimmer nach Ruhe und zu Beginn einer Bewegung (zum Beispiel beim Aufstehen nach dem Sitzen)	Rhus toxicodendron

Indikation	Ausprägung	Medikament
Hitzewallungen	siehe unter Frauenbeschwerden (Wechseljahre)	
Hoher Blutdruck	siehe unter Blutdruck	
Hormondrüsen	siehe unter Drüsen	
Husten	siehe unter Erkältung/Grippe	
Hyperhidrosis	siehe unter Schweißbildung	
Hypertonie	siehe unter Blutdruck	
Hypotonie	siehe unter Blutdruck	
Insektenstiche		Ledum palustre
Ischialgie	Mit Ischialgie werden Schmerzen im Ausbreitungsgebiet der Ischiasnerven am Bein bezeichnet, die zumeist in der Lendenmuskulatur beginnen und von dort über das Gesäß zum Bein (teilweise bis zum Fuß) ausstrahlen.	
	Ischialgie mit blitzartigen, durchschießenden Schmerzen von oben nach unten	Carbo vegetabilis
	Ischialgie mit krampfenden Schmerzen, von Taubheitsgefühl des Beines begleitet; Schmerz zieht von der Hüfte bis in die Kniekehle; harter Druck und Wärme lindern; Schmerz schlimmer in Ruhe	Colocynthis
	Ischias-Schmerzen, die morgens und nachmittags auftreten	Ignatia
	Schmerzen sind besser beim Gehen, schlimmer beim Sitzen (Schmerz sitzt vorzugsweise links)	Kalium bichromicum
	Ischias-Schmerzen rechtsseitig, entlang des Nervenverlaufes (wie wund); schlimmer bei Berührung oder Luftzug	Magnesia phosphorica
	Ischialgie mit heftigen Schmerzen; Ameisenkribbeln und Taubheitsgefühl; Verschlimmerung durch Bewegung und Berührung	Nux vomica
	Ischialgie mit Zerschlagenheitsgefühl; Schmerzen ziehen an der Außenseite des Beines herunter	Phytolacca
	Ischialgie mit ausgeprägten Schmerzen beim Gehen; unfreiwillige Kniebewegungen	Thuja occidentalis
Karies	siehe unter Zähne	

Indikation	Ausprägung	Medikament
Katarrh	Mit Katarrh wird die milde Form einer Schleimhautentzündung bezeichnet. siehe unter Bronchitis, Harnblase, Magen, Nase, Rachen, Erkältung und Grippe	
Keuchhusten	Keuchhusten (Pertussis) wird durch Keuchhustenbakterien übertragen. Er gleicht zu Anfang einer gewöhnlichen Erkältung mit leichtem Fieber, danach tritt nach einem Hustenstoß das charakteristische keuchende oder ziehende Einatmen auf. Die krampfartigen Hustenanfälle sind mit einer Rötung des Gesichts und Schwellung der Augen verbunden, oftmals kommt es auch zum Erbrechen. siehe auch unter Kinderbeschwerden, Keuchhusten	
Keuchhusten allgemein	Keuchhusten mit großer Schleimansammlung; starkes Schleimrasseln über der ganzen Brust; keine Möglichkeit, den Schleim auszuwerfen	*Antimonium tartaricum*
	Hustenanfälle besonders nachts, rotes Gesicht; geringste Bewegung löst Anfall aus	*Belladonna*
Keuchhusten mit Erbrechen	reichlich schleimiger Auswurf mit Krämpfen	*Ipecacuanha*
Kinderbeschwerden	Bestimmte Beschwerden und Erkrankungen treten im Kindesalter besonders häufig auf. Oftmals handelt es sich dabei um akute, kurz dauernde, sich aber rasch verschlimmernde Beschwerden, für die die Homöopathie bewährte Heilmittel bereithält.	
Appetitlosigkeit/ Schwäche	das Kind fühlt sich nach einer überstandenen Krankheit noch appetitlos und geschwächt	*Carbo vegetabilis*
Bettnässen	Bettnässen bei Kindern mit sehr reichlichen Urinmengen	*Acidum phosphoricum*
Blähungen	vor allem nachmittags und am frühen Abend weint und schreit das Kind viel; es leidet unter häufigem Aufstoßen, hat aber wenig Blähungen	*Lycopodium*
	wenn das Kind auffallend gereizt oder wütend ist, herumgetragen werden will und sein Kopf heiß und rot ist	*Chamomilla*
	das Kind weint und krümmt sich; Wärme wird als angenehm empfunden; die Bauchschmerzen kommen und gehen in Wellen	*Colocynthis*
	das Kind hat krampfartige Bauchschmerzen und einen aufgetriebenen Unterleib und ist aufgrund der Schmerzen launisch und unwirsch	*Cina*

Indikation	Ausprägung	Medikament
Durchfall bei Kleinkindern	Stuhl verschiedenfarbig; sehr starker Geruch; mitunter wunder After	Mercurius
	Durchfall bei Kindern, die schwammiges Zahnfleisch haben	Staphisagria
Durchfall und Erbrechen	das Kind leidet unter Durchfall mit Erbrechen (vor allem nach fetten und gebackenen Speisen)	Pulsatilla
Entzündung im Mund/zahnärztlicher Eingriff	das Kind hat nach einem zahnärztlichen Eingriff Schmerzen und Blutungen	Arnica
Erbrechen	das Kind leidet unter nervösem Erbrechen nach (fast) jeder Mahlzeit; die Gesichtsfarbe des Kindes wechselt häufig (blass/rosa)	Ferrum metallicum
Fieberhafter Infekt	fieberhafter Infekt mit rasch ansteigendem Fieber, das von Schüttelfrost begleitet ist; das Kind ist unruhig, ängstlich und blass	Aconitum
	fieberhafter Infekt mit plötzlich einsetzendem, hohem Fieber (Kind fängt an zu schwitzen); Hals- und Schluckbeschwerden und/oder Reizhusten, entzündlich gerötete Rachenschleimhaut; hellrote, vergrößerte Mandeln	Belladonna
	fieberhafter Infekt; das Kind ist unruhig und „quengelig“, es schwitzt und friert abwechselnd und hat eine feuchtheiße Haut; Fieber kann von Ohrenschmerzen und Reizhusten begleitet sein	Chamomilla
Halsentzündung	plötzlich auftretende Halsentzündung, die sich rasch entwickelt; das Kind ist fiebrig, dabei meist unruhig, ängstlich und blass	Aconitum
	das Kind leidet unter Halsbeschwerden mit starken Schmerzen beim Schlucken; vergrößerte Mandeln, fiebrig heiße Haut; eventuell Fließschnupfen	Belladonna
Haut		
Hautausschlag	honiggelbe Krusten; befallene Partien werden leicht rissig (besonders um Nasenflügel und Mundwinkel)	Antimonium tartaricum
Blutergüsse	das Kind hat nach einem Unfall (Sturz, Schlag, Fall) einen Bluterguss	Arnica
	das Kind hat kleine Blutergüsse, bei denen punktförmige Hauteinblutungen zu erkennen sind	Bellis perennis

Indikation	Ausprägung	Medikament
Hautekzem		*Ledum palustre* (morgens) mit *Rhus toxicodendron* (abends)
	das Kind hat trockene oder nässende krustige Hautekzeme; Ekzeme neigen zur Entzündung und sondern ein weiß-gelbliches Sekret ab	*Calcarea carbonica*
	das Kind leidet unter einem krustigen Ekzem, das ein honigfarbenes Sekret (übelriechend) absondert	*Graphites*
Windeldermatitis	der Säugling hat eine schmerzhafte, ausgeprägte Windeldermatitis, wobei der gesamte Po-Bereich stark gerötet ist, oft leidet er zugleich an Zahnungsbeschwerden und Durchfall (der ein Abheilen der Hautentzündung verhindert); das Kind ist sehr unruhig und schreit ständig	*Chamomilla*
Warzen	das Kind hat harte Warzen (verhornte, eher flache Warzen, meist an Händen oder Fußsohlen)	*Antimonium crudum*
	das Kind hat weiche Warzen (gestielte Warzen, mitunter juckend)	*Thuja occidentalis*
Husten und Schnupfen	Husten bei kleinen Kindern, die den Schleim nicht auswerfen können (die Brust ist voller Schleim)	*Antimonium tartaricum*
	Husten, der nicht aufhören will; kurze, abgesetzte Hustenanfälle; geschwollenes, scharlachrotes Gesicht mit drohender Erstickungsgefahr	*Belladonna*
	starker, wässriger Schnupfen, häufig tränende Augen	*Allium cepa*
	Husten mit Schleim und Neigung zu Schleimerbrechen	*Ipecacuanha*
Insektenstiche	die Stiche sind stark geschwollen, brennen und jucken, das Hitzegefühl an der betroffenen Hautstelle bessert sich meist durch kühle Umschläge	*Apis mellifica*
	das Kind hat viele punktförmige Stiche, die Haut ist stark gerötet und juckt	*Ledum palustre*
Koliken	Magen durch Gase aufgetrieben; Kind krümmt sich nicht vor Schmerzen zusammen	*Chamomilla*
	Koliken bei Kindern (mit frühzeitig kariösen Zähnen)	*Staphisagria*

Indikation	Ausprägung	Medikament
	Koliken mit krampfenden Schmerzen, die durch warme Aufschläge gebessert werden	*Magnesia phosphorica*
	Koliken mit krampfenden Schmerzen, die durch kräftigen Druck gemildert werden	*Coloynthis*
Keuchhusten	Keuchhusten mit Augentränen; Kind wird blaurot, spastische Kontraktionen; krampfig geballte Fäuste mit eingeschlagenem Daumen	*Cuprum metallicum*
	Keuchhusten des Kindes ist trocken, heftig, sehr schmerzhaft (es legt schon vor dem Hustenanfall die Hände auf die Brust); mit Weinen und Klagen, dass etwas die Brust zerreiße	*Arnica*
Magen-Darm-Entzündung	Magen-Darm-Entzündung bei Kindern, mit Übelkeit, Erbrechen und Durchfall bei Beginn	*Ipecacuanha*
Mandelentzündung, fieberhaft	das Kind hat eine dunkelrote Rachenschleimhaut und geschwollene Mandeln; die Schmerzen strahlen bis zu den Ohren	*Phytolacca*
Reiseübelkeit	die Reisebeschwerden (in Auto/Bahn/Flugzeug oder Schiff) sind mit starker Übelkeit und Erbrechen verbunden; das Kind erbricht häufig und fühlt sich erschöpft	*Cocculus*
	das Kind leidet unter starker Übelkeit und Schwindelgefühlen (Kollapsneigung); Verschlimmerung der Beschwerden durch Bewegung und wenn Tabakrauch eingeatmet wird	*Tabacum*
Schlafstörungen/ Unruhezustände	das Kind ist im Dunkeln ängstlich und hat bedrohliche Fantasien, sodass im Zimmer das Licht brennen muss	*Staphisagria*
Sonnenbrand	das Kind ist nach einem Aufenthalt in der Sonne unruhig oder sogar etwas benommen, die Haut ist schmerzhaft gerötet	*Belladonna*
	die Haut des Kindes ist schmerzhaft gerötet, es haben sich bereits Blasen gebildet	*Cantharis*
Kleine Verletzungen		äußerlich: *Calendula-Salbe* oder *Calendula-Tinktur* auf die von Schmutz gereinigten Hautstellen auftragen; innerlich: *Arnica*
Verstopfung	das Kind hat einen trockenen, schwarzen Stuhl; kein Stuhldrang	*Bryonia alba*

Indikation	Ausprägung	Medikament
Wachstum	das Kind leidet unter Wachstumsbeschwerden, vor allem mit Schmerzen in den Armen und Beinen	Calcarea phosphorica
Zahnungsbeschwerden	das zahnende Kind ist unruhig; es leidet möglicherweise auch an Durchfall und Krämpfen	Chamomilla
	Zahnungsbeschwerden mit Krämpfen während des Zahnens; bleiches Gesicht, normale Temperatur	Tabacum
Klimakterium	siehe unter Frauenbeschwerden, Wechseljahre	
Koliken	siehe unter Krämpfe	
Kollaps	siehe unter Ohnmacht	
Komedone	siehe unter Haut, Akne	
Kopfschmerzen	Kopfschmerzen gehören zu den häufigsten Beschwerden und sind oftmals die Folge von Übermüdung oder nervöser Anspannung. Ihre Ursache kann jedoch auch in einer Beeinträchtigung des körperlichen Allgemeinbefindens (zum Beispiel bei einem fieberhaften Infekt) liegen oder mit Erkrankungen in Zusammenhang stehen, die Augen, Nase, Nebenhöhlen oder Ohren betreffen. Bei länger andauernden bzw. immer wiederkehrenden Kopfschmerzen muss in jedem Fall ein Arzt zurate gezogen werden, da Kopfschmerzen auf behandlungsbedürftige Organerkrankungen hinweisen können. siehe auch unter Migräne	
Kopfschmerzen allgemein	Kopfschmerzen variabel nach Sitz und Art, jedoch meist im Hinterkopf	Acidum benzoicum
	Kopfschmerzen, die im Nacken beginnen und sich dann oberhalb der Augen festsetzen; schlimmer morgens; rotes Gesicht; Sehfähigkeit getrübt; Denken erschwert	Gelsemium
	einseitige Kopfschmerzen (als wäre ein Nagel in den Kopf geschlagen), häufig als Folge von geistiger Überarbeitung; Beschwerden steigern sich und werden unerträglich	Coffea
	Kopfschmerzen infolge Übermüdung der Augen	Acidum phosphoricum
	Kopfschmerzen mit dem Gefühl, als ob die Schläfen zusammengepresst würden; Schweregefühl im Kopf; Verschlimmerung durch Geräusche, Bewegung oder durch Auflegen der Hand	Acidum phosphoricum

Indikation	Ausprägung	Medikament
	Kopfschmerzen mit Druck und Schwindel	Arnica
	Kopfschmerzen mit klopfenden, stechenden Schmerzen (einseitig, vornehmlich rechts), dabei Hitze; Gefühl der Blutfülle (besonders hinter der Stirn), schlimmer durch Geräusche und Bewegung	Belladonna
	Kopfschmerzen am Morgen, die sich bis zum Abend steigern; Gefühl, als ob der Kopf zerspringen will; schlimmer durch geringste Bewegung; schlimmer nach dem Essen und durch Wärme	Bryonia alba
	Kopfschmerzen aus Schlafmangel	Cocculus
	pulsierende Kopfschmerzen (schlimmer nach Mitternacht); während Anfall glühend rotes Gesicht und kalte Füße; langsame Bewegung lindert den Schmerz, schnelle Bewegung verschlimmert ihn	Ferrum metallicum
	Kopfschmerzen beim Erwachen; vornehmlich einseitig (rechts)	Graphites
	dumpfe, drückende oder blitzartig einsetzende Kopfschmerzen (teilweise einseitig); Gefühl, als wolle der Kopf zerspringen, mit bohrendem Schmerz in den Stirnhöhlen	Hepar sulfuris
	Kopfschmerzen mit Schmerz, als ob ein Nagel in den Scheitel getrieben wird	Ignatia
	Kopfschmerzen mit Schmerz, als ob ein Nagel in die Stirn getrieben wird	Thuja occidentalis
	Kopfschmerzen im Scheitelgebiet; schlimmer nachmittags und abends, beim Bücken und Liegen	Lycopodium
	Kopfschmerzen mit Wallungen zum Gesicht	Nux vomica
	Kopfschmerzen mit Übelkeit; Schmerz beginnt an der Stirn und breitet sich nach hinten aus	Phytolacca
	anfallartige Kopfschmerzen in unregelmäßigen Abständen (breiten sich bis zum Auge hin aus); begleitet von Weinen, Frösteln, Unbehagen im Magen und Brechreiz	Pulsatilla
	Kopfschmerzen mit Stechen, Klopfen, Reißen und Brummen im Kopf	Pulsatilla

Indikation	Ausprägung	Medikament
	der Kopf fühlt sich leer oder schwer an; bei Bewegung scheint Kopfinhalt an die Gehirnschale zu stoßen; Schmerzen in der Stirn oder im Hinterkopf; Besserung des Hinterkopfschmerzes durch Rückwärtsbeugen des Kopfes	**Rhus toxicodendron**
	halbseitige, arthritische Kopfschmerzen (gewöhnlich links), mit klopfenden, stechenden Schmerzen über einem Auge (besonders links); schlimmer morgens; es können Übelkeit und Erbrechen auftreten	**Sepia**
	Kopfschmerzen mit Gefühl eines Bleiklumpens in der Stirn und der Empfindung, als ob die Stirn beim Bewegen oder Bücken zerspringe	**Staphisagria**
Körpergeruch	Die Schweißbildung ist für die Temperaturregulation des Körpers unerlässlich. Über die über den ganzen Körper verteilten Schweißdrüsen (circa zwei bis drei Millionen) erfolgt die Feuchtigkeitsabgabe der Haut. Übermäßige Schweißbildung bezeichnet ein über das normale Maß hinausgehendes Schwitzen und kann im Rahmen von verschiedenen Grunderkrankungen (zum Beispiel hormonelle Störungen, Stoffwechselerkrankungen) auftreten. Oft lassen sich jedoch keinerlei organischen Ursachen feststellen und das Schwitzen wird emotionell (etwa als Folge von Stress oder Nervosität) ausgelöst.	
Unangenehm riechender Schweiß	unter den Achseln und/oder an den Füßen	**Petroleum**
Krampfadern		
	Krampfadern mit dem Gefühl, als ob das Blut in den Adern stocke (schwere, müde Beine)	**Aesculus hippocastanum**
	Krampfadern mit Schmerzen in den Beinen	**Hamamelis virginica** (innerlich und äußerlich als Tinktur/Kompressen)
Krämpfe		
	krampfende Schmerzen, die durch warme Umschläge gebessert werden	**Magnesia phosphorica**
	krampfende Schmerzen (besonders in der Nabelgegend), die durch kräftigen Druck gemildert werden	**Coloynthis**
	Krämpfe, bei denen das Hin- und Hergehen Linderung verschafft (man krümmt sich dabei)	**Veratrum album**
	Krämpfe (oft links sitzend), die durch Bewegung und Druck verschlimmert werden	**Berberis vulgaris**

Indikation	Ausprägung	Medikament
Krämpfe infolge von Erkältung oder Rheumatismus		Bryonia alba
Krämpfe mit extremer Empfindlichkeit	hohe Empfindlichkeit gegen die geringste Berührung und Bewegung	Belladonna
Krämpfe nach Ärger		Staphisagria
Kreislauf	siehe unter Blutdruck, Ohnmacht, Schwäche	
Kummer		
	Kummer nach langanhaltenden Sorgen und psychischem Trauma	Arnica
	lange getragener Kummer (stille Gram) mit körperlicher und geistiger Erschöpfung	Ignatia
	siehe auch unter Erschöpfung, Melancholie	
Leberflecken	siehe unter Haut (Muttermale)	
Lichtscheu	siehe unter Augen	
Lidrandentzündung	siehe unter Augen	
Lumbago	siehe unter Hexenschuss	
Magenkrämpfe		Bryonia alba
	Magenkrämpfe mit heftigen Schmerzen; schlimmer durch Berührung	Belladonna
	Magenkrämpfe mit Gesichtsröte und allgemeinem Schwitzen, aufgetriebene Magengegend	Chamomilla
	Magenkrämpfe mit ziehenden Schmerzen, wenn der Magen leer ist; besser beim Essen	Petroleum
	Magenkrämpfe, die durch das Auflegen von kalten Kompressen auf die schmerzhafte Gegend gebessert werden; während der Krämpfe besteht häufig das Verlangen nach eiskalten Getränken	Phosphorus
	Magenkrämpfe nachts oder unmittelbar nach den Mahlzeiten; schlimmer durch Berührung, besser durch Bewegung	Ignatia
	Magenkrämpfe; die Schmerzen beginnen ungefähr eine halbe Stunde nach den Mahlzeiten	Nux vomica

Indikation	Ausprägung	Medikament
Magenschmerzen		
	Magenschmerzen mit Übelkeit und Erbrechen	Colocynthis
	Magenschmerzen und -krämpfe mit sehr heftigen Schmerzen und Koliken (kalter Schweiß auf der Stirn) und gleichzeitiger Übelkeit und Erbrechen	Veratrum album
Magen-Darm-Entzündung, akut		
	mit brennenden Schmerzen, heftigem Durst (Magen ist derart gereizt, dass die geringste Nahrungszufuhr Schmerzen oder sofortiges Erbrechen oder/und Durchfall verursacht); kalte Getränke vergrößern die Beschwerden	Arsenicum album
Magenkatarrh		
	Katarrh des Magens mit Angst und Atemnot; Hitze und Röte des Gesichts, Kälte der Extremitäten	Cocculus
Magenkatarrh, beginnend	unbelegte Zunge; mit Übelkeit und Erbrechen	Ipecacuanha
Mandeln	Die Gaumen- und Rachenmandeln (Tonsillen) bestehen aus lymphatischem Gewebe und dienen als „Schranke" gegen Krankheitserreger, die über den Mund oder die Nase in den Körper eindringen können.	
Mandelentzündung (Angina)	Die Mandelentzündung ist eine entzündliche Erkrankung der Gaumenmandeln und ihrer Umgebung. Oftmals handelt es sich dabei um eine akute Infektion mit Fieber, Kopfschmerzen, Erbrechen, Halsschmerzen und geschwollenen Halslymphknoten. Die Rachenschleimhaut ist gerötet und belegt. Meist besteht gleichzeitig ein starker Schnupfen und eine Bronchitis.	
Mandelentzündung, beginnend	mit Fieber, Brennen, dunkler Rötung, Angst und Unruhe	Aconitum
Mandelentzündung, allgemein	der Rachen sieht aus, als ob er an mehreren Stellen von einer Biene gestochen wurde; ohne schmerzhafte Rötung	Apis mellifica
	akute Mandelentzündung mit Fieber, Schluckbeschwerden; leuchtende Rötung der befallenen Partien; rotes Gesicht, Kopfschmerzen	Belladonna
	Mandelentzündung mit der Neigung zu Eiterung	Hepar sulfuris
	Mandelentzündung, Schmerzen werden gebessert beim Schlucken von festen Speisen	Ignatia

Indikation	Ausprägung	Medikament
	Mandelentzündung mit purpurfarbener oder bläulicher Schleimhaut; die Entzündung und die Schmerzen ziehen von links nach rechts	Lachesis
	Mandelentzündung vornehmlich rechts oder von rechts nach links wandernd	Lycopodium
	Mandelentzündung mit Neigung zu Geschwüren	Mercurius
	geschwollene Mandeln mit starker Rötung; das Rachengebiet ist dunkelrot entzündet; dann kleine, weiße Punkte, die ineinanderfließen und einen Belag bilden; Schmerzen strahlen zu den Ohren (ein- oder beidseitig); Kopf- und Rückenschmerzen, Zerschlagenheitsgefühl; Bedürfnis nach Bewegung, die die Beschwerden jedoch nicht lindert; Schwäche und Schwindel beim Aufrechtsitzen im Bett; Pulsbeschleunigung, Fieber, heißer Kopf (Glieder sind jedoch eiskalt)	Phytolacca
Mastdarmvorfall	siehe unter Anus	
Mastitis	siehe unter Brüste, Brustdrüsenentzündung	
Melancholie		
	Melancholie mit Traurigkeit, Mutlosigkeit und ängstlicher Unruhe	Pulsatilla
	Melancholie mit großer Empfindlichkeit gegen alle Eindrücke; Hang zur Einsamkeit; man ist gedächtnisschwach, traurig, reizbar	Staphisagria
	siehe auch unter Kummer	
Menopause	siehe unter Frauenbeschwerden, Wechseljahre	
Menstruation	siehe unter Frauenbeschwerden	
Menstruationskopfschmerzen	siehe unter Frauenbeschwerden	
Meteorismus	siehe unter Verdauungsbeschwerden, Blähungen	
Migräne	Migräne ist durch anfallsweise wiederkehrende, oftmals halbseitige Kopfschmerzen gekennzeichnet, die mit Sehstörungen, Übelkeit und Erbrechen einhergehen. Zwischen den Migräneanfällen besteht in der Regel Beschwerdefreiheit. siehe auch unter Kopfschmerzen	
	Migräne mit heftigen, brennenden Schmerzen (besonders oberhalb des linken Auges; links schlimmer); periodische Anfälle, besonders nach Mitternacht	Arsenicum album

Indikation	Ausprägung	Medikament
	Migräne-Schmerzen beginnen morgens beim Erwachen; Übelkeit und Erbrechen während des Anfalls; besser durch Bettruhe	Nux vomica
	Migräne, bevorzugt am linken Stirnhöcker und in der Augenhöhle (Gefühl, als ob die Augen nach vorne gezogen werden)	Cocculus
	Migräne nach vorherigen Sehstörungen; zugleich Depression und Zittern; besser durch reichliches Harnlassen	Gelsemium
	Migräne einseitig, oberhalb eines Auges mit außerordentlich starker Übelkeit und sehr bleichem Gesicht	Ipecacuanha
	Migräne mit Anfällen, die bis zu drei Tagen dauern können; Schmerz scheint durch das Auge zu gehen und am Hinterkopf wieder herauszutreten	Phosphorus
Mitesser	siehe unter Haut (Akne)	
Mittelohr-entzündung	siehe unter Ohr	
Mittelohr-vereiterung	siehe unter Ohr	

Mund und Rachen Mit Rachen wird der offene Raum hinter der Nasenhöhle, der Mundhöhle und dem Kehlkopf bezeichnet. Eine Rachenentzündung (Pharyngitis) ist eine Schleimhautentzündung der Rachenhinterwand, die durch eine Reizung oder bakterielle Infektion hervorgerufen wird. Dabei treten Schluckbeschwerden, Fieber und Schmerzen im Hals auf, die oftmals von einem allgemeinen Krankheitsgefühl begleitet sind.
siehe auch unter Halsentzündung

Geschwüre der Mundschleimhaut		Mercurius
Entzündung der Mundschleimhaut		Acidum nitricum
	Entzündung der Mundschleimhaut, Mund ist durch zähen Speichel feucht (trotzdem besteht Durst); Mundgeruch; geschwollenes, leicht blutendes Zahnfleisch	Mercurius
Entzündung des Rachens	mit Brennen im Hals (insbesondere nach langem Reden durch überstrapazierte Stimme)	Phytolacca
Ödeme der Zunge oder der Lippen		Apis mellifica

Indikation	Ausprägung	Medikament
Muskelrheumatismus	siehe unter Rheumatismus	
Muskelschmerzen		
	im Lendenbereich	Aconitum
	Muskelschmerzen mit starken, zusammenziehenden Schmerzen; schlimmer durch Bewegung und Berührung und morgens im Bett	Nux vomica
Muskelzuckungen	siehe unter Tic	
Muttermale	siehe unter Haut	
Narben	siehe unter Haut	
Nase	Die Nase gehört zu den Sinnesorganen und besteht aus Knochen und Knorpeln. Ihre Hohlräume sind durch eine Scheidewand voneinander getrennt. Sie filtert, befeuchtet und erwärmt die eingeatmete Luft, ihre Härchen halten Staubteile zurück; der Schleim, der die Nasenschleimhaut überzieht, bindet Bakterien und trägt zum Schutz vor Infektionen bei. Die Nasennebenhöhlen sind luftgefüllte Hohlräume in bestimmten Gesichts- und Schädelknochen. Sie sind mit Schleimhaut ausgekleidet und stehen durch kleine Öffnungen mit den Nasenhöhlen in Verbindung. Die Nasennebenhöhlenentzündung (Sinusitis) besteht in einer Entzündung des Schleimhautbelages einer oder mehrerer Nebenhöhlen. Häufig treten Beschwerden wie eine Verstopfung der Nase (Absonderung von Schleim oder Eiter aus der Nase), Kopfschmerzen, erhöhte Temperatur und Druckempfindlichkeit auf. siehe auch unter Erkältung/Grippe und Schnupfen	
Nasenbluten mit Kopfschmerzen	dabei gerötete Wangen und Herzklopfen	Ferrum metallicum
Nasenbluten nachts oder morgens		Nux vomica
Nasennebenhöhlenentzündung	im Anschluss an einen Schnupfen	Pulsatilla
Nephritis	siehe unter Nieren (Nierenentzündung)	
Nervenschmerzen	siehe unter Neuralgien	
Nesselausschlag	siehe unter Haut	
Neuralgien	Neuralgien (Nervenschmerzen) sind anfallsweise auftretende Schmerzen im Ausbreitungsgebiet eines sensiblen Nervs. Die Schmerzen treten in der Regel plötzlich auf und werden als reißend, ziehend, brennend oder bohrend empfunden. Zwischen den Schmerzanfällen besteht gewöhnlich Schmerzfreiheit. Die Ursache für Neuralgien können unter Anderem örtliche Entzündungen,	

Indikation	Ausprägung	Medikament
Stoffwechselstörungen, Bandscheibenschäden oder Zerrungen sein. Die Gesichtsneuralgie (Trigeminusneuralgie) geht von den Ästen des Hirnnervs (Trigeminus) aus. Die Schmerzen schießen blitzartig ein und sind von großer Heftigkeit. Die Schmerzanfälle werden häufig durch das Berühren bestimmter empfindlicher Stellen im Gesicht ausgelöst. siehe auch unter Hexenschuss und Ischialgie		
Neuralgien, allgemein	Neuralgien, die nachts auftreten	*Arsenicum album*
	Neuralgien, die morgens und nachmittags auftreten	*Ignatia*
	Neuralgien, die seit längerer Zeit bestehen	*Silicea*
	Neuralgien mit wandernden Schmerzen, die von einer Stelle zur anderen ziehen (besser durch Veränderung der Lage); Frösteln; nachts schlimmer	*Pulsatilla*
Gesichtsneuralgien	mit stoßweisen, quälenden Schmerzen in den Ober- und Unterkiefernerven	*Carbo vegetabilis*
	Gesichtsneuralgien, oftmals unterhalb oder oberhalb der Augenhöhle	*Magnesica phosphorica*
	mit Reißen in der Wange (zieht zum Ohr, zur Augenhöhle und zum Kiefer); schlimmer bei Aufenthalt in Kälte	*Dulcamara*
	gerötetes Gesicht, Kältegefühl in den Wangen, „zuckende" Oberlippe, Schmerzen ziehen vom Gesicht in den Hinterkopf; besser durch Zurückbeugen des Kopfes; schlimmer durch Vornüberbeugen des Kopfes	*Thuja occidentalis*
	Gesichtsneuralgien mit außerordentlich starken Schmerzen, die zum Hin- und Hergehen zwingen	*Chamomilla*
	rechtsseitige, morgendliche Neuralgien oberhalb der Augenhöhle	*Ferrum metallicum*
	Neuralgien der rechten Gesichtshälfte (Schmerzen ziehen in die Schläfe, Ohr, Nasenflügel, Lippen)	*Hepar sulfuris*
Neurodermitis	siehe unter Haut, Neurodermitis	
Niedriger Blutdruck	siehe unter Blutdruck	

Indikation	Ausprägung	Medikament
Nieren	Die Nieren liegen rechts und links von der Wirbelsäule hinter dem Bauchfell und dienen der Ausscheidung von Stoffwechselschlacken und körperfremden Stoffen. Wenn die Ausscheidung von Schlackenstoffen (wie Harnstoff oder Harnsäure) nicht richtig funktioniert, können unterschiedliche Beschwerden wie Nierenschmerzen und Nierenentzündungen (Nephritis) auftreten. Bei einer Nierenentzündung werden vermehrt Eiweiß und rote Blutkörperchen ausgeschieden, die Urinmenge ist vermindert (dunkler Urin), eine allgemeine Abgeschlagenheit und Müdigkeit tritt auf, die Nieren schmerzen und es kann Fieber auftreten. Da Nierenerkrankungen, wenn sie nicht richtig ausgeheilt werden, die Tendenz haben, in ein chronisches Stadium überzugehen, ist eine ärztliche Behandlung und Kontrolle der Funktionstüchtigkeit der Nieren unbedingt erforderlich. siehe auch unter Harnblase	
Nierenentzündung, beginnend		*Apis mellifica*
	mit Lendenschmerzen; blutiger Urin	*Belladonna*
Nierenentzündung, akut	mit Schmerzen in den Nieren; blutiger, eiweißhaltiger Urin; fehlende oder spärliche Harnausscheidung	*Cantharis*
	Nierenentzündung mit Ödemen und Schwellungen; Eiweiß im Harn, blasse Haut; erschöpfender Durchfall, Brennen, Durst	*Arsencium album*
	Nierenentzündung linksseitig oder zwischen rechts und links wechselnd, mit schmerzhaften Anfällen	*Berberis vulgaris*
	Nierenentzündung rechtsseitig mit Harnzwang	*Lycopodium*
	Schmerzen in der Nierengegend; schlimmer nachts im Bett und morgens vor dem Aufstehen	*Staphisagria*
Obstipation	siehe unter Verdauung, Verstopfung	
Ohnmacht	Eine Ohnmacht (Kollaps) ist ein kurzzeitiger Bewusstseinsverlust, der durch eine vorübergehende Verminderung der Hirndurchblutung verursacht wird. Verschiedene Faktoren wie zum Beispiel Blutdruckabfall nach längerem Stehen, Aufregung, ein plötzlicher Blutzuckerabfall, Gefäßverengungen oder bestimmte Herzkrankheiten können eine Ohnmacht auslösen. siehe auch unter Schwäche, Schwindel und Blutdruck	

Indikation	Ausprägung	Medikament
Kollaps	Kollaps mit kaltem Stirnschweiß, kaltem Atem, raschem Kräfteabfall, kaltem Körper und Wadenkrämpfen	*Veratrum album*
Ohnmachtsneigung		*Chamomilla*
Ohrenschmerzen	Schmerzen in den Ohren entstehen in der Regel durch Pusteln, Furunkel, Ekzeme, Verletzungen oder Fremdkörper, die in den Gehörgang eingedrungen sind und das Ohr entzündet haben. Auch Zahneiterungen sowie Rachen- und Mandelentzündungen können Ohrenschmerzen hervorrufen. Die Beschwerden bei einer Mittelohrentzündung äußern sich in Schmerzen, verminderter Hörschärfe und Temperaturanstieg.	
Entzündung der Ohrspeicheldrüse		*Lycopodium*
Mittelohrentzündung und -eiterung		*Arsenicum album*
Ohr-Ausfluss		*Silicea*
Ohr-Ausschlag, ekzematös		*Staphisagria*
Ohr-Ekzem	Ekzem hinter den Ohren	*Petroleum*
Ohrenentzündung		*Belladonna*
Ohrenschmerzen, heftig, akut	Ausstrahlung in Augen, Zähne und Rachen	*Manganum metallicum*
Verminderung der Hörschärfe	durch Kalkablagerungen im Trommelfell	*Calcarea fluorica*
Osteoporose	siehe unter Frauenbeschwerden, Wechseljahre	
Ödeme der Lider	siehe unter Augen	
Ödeme der Lippen	siehe unter Mund und Rachen	
Ödem der Zunge	siehe unter Mund und Rachen	
Paradontose	siehe unter Zähne (Zahnfleischschwund)	
Pharyngitis	siehe unter Mund und Rachen (Rachenentzündung)	
Pertussis	siehe unter Keuchhusten	
Prämenstruelles Syndrom	siehe unter Frauenbeschwerden	
Platzangst		*Arnica*

Indikation	Ausprägung	Medikament
Prellungen	Eine Prellung äußert sich durch einen Bluterguss, der durch das Einreißen der die Gelenkkapsel versorgenden Blutgefäße entsteht. Das Gelenk ist dabei geschwollen und schmerzt bei jeder Bewegung. siehe auch unter Quetschungen, Verletzungen	
Prellung mit Röte	Schwellung und Röte der Hautoberfläche; blaue und rote Flecken	Arnica
Psoriasis	siehe unter Haut (Schuppenflechte)	
Quetschungen		
	Quetschungen mit Schmerzhaftigkeit des betroffenen Körperteils	Hamamelis virginica innerlich; äußerlich als Kompresse
Quetschungen mit Röte	Röte und Schwellung der Hautoberfläche; blaue und rote Flecken	Arnica
Rachenentzündung	siehe unter Mund und Rachen	
Regelblutung, unregelmäßig	siehe unter Frauenbeschwerden	
Reizbarkeit	siehe unter Gereiztheit	
Reisekrankheit		
	Reisekrankheit mit Schwindel, Übelkeit und Erbrechen	Cocculus oder Petroleum
	Reisekrankheit mit Übelkeit und Blässe, Kälteschauern; besser in frischer Luft (bei Seereisen: an Deck); schlimmer bei der geringsten Bewegung	Tabacum
Rheumatismus	Rheumatismus ist eine Bezeichnung für verschiedenartige Beschwerden und Schmerzen in Muskeln, Gelenken, Sehnen, Schleimbeuteln und Teilen des Bewegungsapparates, die einen entzündlichen oder degenerativen Verlauf (bis hin zur Steifigkeit) nehmen können. siehe auch unter Gelenke, Gicht	
Gelenkrheumatismus, akut		Aconitum
	Gelenkrheumatismus, akut; rotglänzende oder blasse Gelenke, die steif gehalten werden; geringste Bewegung verursacht heftige stechende oder reißende Schmerzen; Schmerz wird durch Druck vermindert	Bryonia alba
	Gelenkrheumatismus, akut; nächtliche Verschlimmerung; übermäßiges Schwitzen	Mercurius

Indikation	Ausprägung	Medikament
Rheumatische Schmerzen	nach Aufenthalt in feuchter Kälte	Dulcamara
Rheumatismus, allgemein	Rheumatismus der an den Füßen beginnt und nach oben steigt; geschwollene Gelenke, heiß und blass (nicht rot); Schmerzen durch (Bett-)Wärme schlimmer; besser, wenn die Füße in kaltes Wasser gesteckt werden; es bilden sich Ablagerungen und harte Knoten (zuerst an den Fuß-, später an den Handgelenken); häufig auch ödematöse Schwellung und Kältegefühl bei Berührung	Ledum palustre
	Rheumatismus mit heftigen Schmerzen; schlimmer durch Feuchtigkeit	Veratrum album
	Rheumatismus mit Schmerzen in den Schultern und Gelenken; schlimmer nachts und beim aufgedeckten Liegen	Silicea
Rheumatismus der großen Gelenke	Schwellung (blass); schlimmer morgens	Nux vomica
Rhinitis	siehe unter Schnupfen	
Rhinitis allergica	siehe unter Heuschnupfen	
Risse und Schrunden	siehe unter Haut	
Seborrhö	siehe unter Haut	
Seitenstechen		
	Seitenstechen, besonders rechts	Bryonia alba
Sinusitis	siehe unter Nase (Nasennebenhöhlenentzündung)	
Stomatitis	siehe unter Entzündung der Mundschleimhaut	
Schlaflosigkeit		
	Schlaflosigkeit durch Überarbeitung	Cocculus
	Schlaflosigkeit nach seelischem Trauma oder übermäßiger körperlicher Anstrengung	Arnica
	Schlaflosigkeit, andauernd (Melancholie)	Cimicifuga
	Schlaflosigkeit mit Unruhe, Angst (Anfangsstadium entzündlicher Prozesse)	Aconitum
	Schlaflosigkeit infolge geistiger Überarbeitung; schläfrig, ohne einschlafen zu können	Belladonna

Indikation	Ausprägung	Medikament
	nächtliches Aufwachen (gegen 4 Uhr); Schlaf erst wieder gegen 6 oder 7 Uhr in der Früh möglich; schlaflos aufgrund geistiger Überarbeitung oder Genussmittelmissbrauch	Nux vomica
	Schlaflosigkeit mit ängstlicher Unruhe (morgens Schwierigkeiten, aus dem Bett zu kommen)	Pulsatilla
	Schlaflosigkeit aufgrund nervöser Erregung (Schreck, schlechte Nachrichten)	Gelsemium
Schluckauf		*Magnesia phosphorica* oder *Tabacum*
Schnupfen	Schnupfen (Rhinitis) ist eine Entzündung der Nasenschleimhaut, die zumeist durch Krankheitserreger (Rhinoviren) entsteht, die durch Schmier- oder Tröpfcheninfektionen übertragen werden. Häufig tritt Schnupfen im Zusammenhang mit einer Erkältung oder Grippe auf oder nach einer Durchnässung oder Unterkühlung. Es kommt zu Rötung und Schwellung der Nasenschleimhaut und anschließend zur Absonderung eines dünnflüssigen bzw. glasig-schleimigen oder sogar bakteriell bedingten grüngelben, eitrigen Schnupfensekretes. siehe auch unter Erkältung/Grippe	
Fließschnupfen	zu Beginn, wenn die Sekretion schleimig ist, rote, geschwollene Nase, reichlicher, wund machender Ausfluss	Mercurius
Schnupfen im Anfangsstadium	mit Trockenheit, Kitzeln in der Nase	Nux vomica
Schnupfen, allgemein	spärlich, wässrig, brennend; Wundheitsgefühl beim Einatmen kalter Luft	Aesculus hippocastanum
	Schnupfen wässrig, spärlich, ätzend; verursacht Brennen der Oberlippe	Arsenicum album
	Schnupfen, wenn man erhitzt war und sich dabei erkältet hat	Belladonna
	plötzliches Auftreten von Schnupfen; man fühlt sich eiskalt, friert, die Nase ist zu; Schmerzen in der Gegend der Stirnhöhlen	Camphora
	Schnupfen brennend, lokalisiert; schlimmer durch warme Umschläge	Phosphorus
	Schnupfen brennend und stechend; „wie von rot glühenden Nadeln"; schlimmer durch warme Umschläge, besser durch Kälte; kein Durst (selbst bei Fieber)	Apis

Indikation	Ausprägung	Medikament
	Schnupfen trocken oder fließend mit Niesen (nach Aufenthalt in kaltem, trockenen Wind)	Hepar sulfuris
Schreck		
	als Folge von Schreck: Kälte des Körpers, Durchfall und Erbrechen	Veratrum album
	Durchfall durch Schreck (kein Erbrechen)	Gelsemium
Schuppenflechte	siehe unter Haut, Schuppenflechte	
Schwäche		
	Schwächeanfälle (fast bis zur Ohnmacht) bei Eintritt in Wärme	Pulsatilla
	siehe auch unter Ohnmacht, Blutdruck, Blutarmut, Erschöpfung	
Schwäre	siehe unter Haut, Furunkel	
Schweißbildung, übermäßig	siehe unter Körpergeruch	
Schwellung der Drüsen	siehe unter Drüsen	
Schwindel	Die Kreislaufregelung, die beim Aufstehen erforderlich ist, setzt bei manchen Menschen unter Anderem durch niedrige Blutdruckwerte nur verzögert ein, sodass ein Leeregefühl im Kopf, Augenflimmern, Übelkeit oder Schwindel auftreten können. Insbesondere ältere Menschen leiden an diesen durch Blutdruckabfall und mangelhafte Gehirndurchblutung bedingten Erscheinungen. siehe auch unter Ohnmacht, Schwäche, Reisekrankheit	
Schwindel, allgemein	Schwindelgefühl besonders beim Gehen	Arnica
	Schwindel morgens beim Aufstehen (mit Ohnmachtsneigung); tagsüber, wenn aus der Ruhe in Bewegung übergegangen wird	Bryonia alba
	Schwindel mit Neigung zu Übelkeit, Erbrechen und Ohnmacht beim Aufrichten im Bett	Cocculus
	Schwindel beim raschen Drehen des Kopfes (besonders nach links)	Coloynthis
	Schwindel, schlimmer durch Erheben aus liegender oder sitzender Stellung	Ferrum metallicum
	Schwindel morgens beim Erwachen	Lycopodium

Indikation	Ausprägung	Medikament
	Schwindel, schlimmer beim Liegen auf dem Rücken	*Mercurius*
	Schwindel morgens, der auch nach dem Aufstehen anhält; dabei Völlegefühl im Magen, Blähungen und Verstopfung	*Nux vomica*
	Schwindel besonders bei älteren Menschen mit Blutandrang zum Kopf; Gefühl von Brennen im Kopf; die Hitze scheint längs der Wirbelsäule aufzusteigen	*Phosphorus*
	Schwindel morgens beim Aufstehen (man muss sich wieder hinlegen)	*Pulsatilla*
	Schwindel bei älteren Menschen beim Aufstehen aus dem Sitzen	*Rhus toxicodendron*
	Schwindel beim Öffnen der Augen, beim Aufrichten, Schwindel bis zur Ohnmacht besser im Freien und durch Erbrechen	*Tabacum*
Sodbrennen	siehe unter Verdauung	
Sonnenbrand		*Cantharis* (innerlich und Tinktur äußerlich)
Sonnenstich		
	Sonnenstich infolge übermäßiger Hitze	*Lachesis*
Teilnahmslosigkeit	siehe unter Kummer und Melancholie	
Tic		
	Tic mit rhythmischen, automatischen Zuckungen (zum Beispiel anhaltendes Blinzeln des Augenlides oder Zuckungen des Gesichts)	*Lycopodium*
Trauer	siehe unter Kummer und Melancholie	
Trauma		
	akutes, emotionales Trauma und dadurch bedingtes seelisches Ungleichgewicht	*Ignatia*
	akutes oder lang zurückliegendes psychisches Trauma und dessen Folgezustände	*Arnica*
Trigeminusneuralgie	siehe unter Neuralgien	

Indikation	Ausprägung	Medikament
Unfälle	siehe unter Prellungen, Quetschungen, Verletzungen, Verbrennungen, Wunden	
Urticaria	siehe unter Haut (Nesselausschlag)	
Uterus	siehe unter Frauenbeschwerden (Gebärmutter)	
Übelkeit		
	morgendliches Aufwachen mit Übelkeit	Phosphorus
	siehe auch unter Reisekrankheit	
Überanstrengung	siehe unter Erschöpfung, Schlaflosigkeit	
Überarbeitung	siehe unter Erschöpfung, Schlaflosigkeit	
Verbrennungen		Cantharis (innerlich und Tinktur äußerlich)
Verbrennungen, nicht tief gehend		Rhus toxicodendron
Verdauung		
Blähungskoliken	Koliken periodisch nach dem Essen oder während der Nacht; durch Zusammenkrümmen gebessert	China
	Blähungskoliken (begleitet von Luftaufstoßen, das aber nicht lindert); besser durch Reiben, Wärme und Zusammenkrümmen	Magnesia phosphorica
	sehr schmerzhafte Blähungskoliken mit Blässe des Gesichts, Ohnmacht, Übelkeit und Erbrechen	Chamomilla
	Blähungskoliken mit aufgetriebenem Bauch; Gefühl, als ob der Bauch voller Nadeln und Steine ist; Anfälle häufig vor und bis Mitternacht	Cocculus
Durchfall	schmerzloser Durchfall; großer Durst: allgemeines Schwitzen	Acidum phosphoricum
	Durchfall mit starkem Drang	Phosphorus
	Durchfall mit Schweißausbrüchen; nachts und nach dem Essen schlimmer	China
	Durchfall mit Nabelkoliken oder zusammenziehenden Koliken von links nach rechts	Ipecacuanha

Indikation	Ausprägung	Medikament
	Durchfall, schmerzlos; vornehmlich morgens oder nachts; Durchfall unverdauter Speisen	Ferrum phosphoricum
	Durchfall nach Aufenthalt in feuchter Kälte; Auftreten von Koliken mit schneidenden Schmerzen (um den Nabel herum)	Dulcamara
	anhaltender Durchfall (häufiger, reichlicher Stuhl mit Klümpchen); mit erschöpfendem Erbrechen und kolikartigen Schmerzen und Krämpfen; ausgeprägte Schwäche; kalter, klebriger (Stirn-) Schweiß; kalte Körperoberfläche und Extremitäten; schwacher Puls	Veratrum album
	Durchfall, der mit allgemeiner Schwäche beginnt; kaltes, blasses Gesicht, Kaltwerden des Körpers (partiell oder allgemein); verlangsamter Puls	Arsenicum album
	Durchfall mit glasig-schleimigem Stuhl	Graphites
Sodbrennen	Sodbrennen mit heftigem Brennen in der Speiseröhre (kann mehrere Stunden anhalten)	Lycopodium
	Sodbrennen und saures Aufstoßen	Nux vomica
	Sodbrennen mit Brennen im Magen, das die Speiseröhre hinaufsteigt; Gefühl einer rauen Zunge	Phosphorus
Verdauungsbeschwerden	Verdauungsbeschwerden mit Appetitlosigkeit, Aufstoßen und Brechreiz	Graphites
	Verdauungsbeschwerden mit Appetitlosigkeit, Aufstoßen, Brechreiz, Verstopfung, Blähungen; schlimmer nachmittags und abends; Unbehagen im Magen schon während des Essens; nach dem Essen aufgeblähter Magen ; Neigung, nach den Mahlzeiten einzuschlafen	Lycopodium
	Verdauungsbeschwerden mit Appetitlosigkeit, Aufstoßen, Übelkeit und Brechreiz; „schwerer" Magen; Magenschmerzen bei und nach dem Essen (Druck wie von einem Stein); Magengegend gegen Druck empfindlich	Nux vomica
	Appetitlosigkeit, Aufstoßen und Brechreiz, dabei weiß belegte Zunge; Übelkeit; geringe Schmerzen; Beschwerden treten gewöhnlich nach dem Genuss von fetten Speisen auf	Pulsatilla

Indikation	Ausprägung	Medikament
	mit Appetitlosigkeit, Aufstoßen und Brechreiz; Gefühl, als ob der Magen leer wäre oder herabsinke; saurer oder bitterer Geschmack im Mund; Verlangen nach sauren Speisen oder scharfen Gewürzen; Milchtrinken verursacht saures Aufstoßen und Durchfall; aufgetriebener Bauch	*Sepia*
	mit brennendem oder saurem Aufstoßen; nach den Mahlzeiten Schweregefühl im Magen	*Sulfur*
	mit schneidenden Schmerzen vor und nach einer Stuhlentleerung	*Staphisagria*
Verstopfung	trockener, schwarzer Stuhl; kein Stuhldrang	*Bryonia*
	harter Stuhl in kleinen Stücken; kein Bedürfnis; häufig Schmerzen nach dem Stuhlgang	*Graphites*
	häufiger, erfolgloser Drang oder Entleerung kleiner Stuhlmengen; Druck wie von einem Stein im Magen	*Nux vomica*
	Stuhl (selbst wenn er schon herausdrängt) schlüpft wieder in den Darm zurück (oft bei Kindern)	*Silicea*
	erfolgloses Drängen, Brennen im Anus; große, schmerzhafte, harte und ausgetrocknete Stühle; häufiger Wechsel zwischen Verstopfung und Durchfall	*Sulfur*
	Verstopfung mit knotigem, reichlichem Stuhl (verbunden mit Schleimfäden), die unter großen Anstrengungen ausgestoßen werden	*Graphites*
	mit blutenden Hämorriden während der Stuhlentleerung (Völlegefühl im Mastdarm)	*Sepia*
Verletzungen		
	Verletzungen (mit schmerzhaftem Zerschlagenheitsgefühl, als wäre man heftig verprügelt worden)	*Arnica*
Folgen von Verletzungen	(wenn Arnica gebessert, aber nicht geheilt hat)	*Ledum palustre*
Verrenkungen/ Verstauchungen	Verrenkungen und Verstauchungen sind Verletzungen der Gelenke, die durch einen Sturz, Schlag oder Fall hervorgerufen werden. Wenn die Gelenkkapsel und die Gelenkbänder gewaltsam gegen die normale Bewegungsrichtung gedehnt werden, entsteht eine	

Indikation	Ausprägung	Medikament
	Zerrung oder Verstauchung. Die Einrisse der Gelenkkapsel und der Gelenkbänder führen zu Blutergüssen, Schmerzen und zu einer Bewegungseinschränkung des Gelenks. Wenn bei einem Einriss der Gelenkkapsel ein Gelenkende aus seiner Stellung tritt, spricht man von einer Verrenkung, die sehr starke Schmerzen hervorruft.	Rhus toxicodendron
	siehe auch unter Prellungen, Quetschungen, Verletzungen	
Verstopfung	siehe unter Verdauungsbeschwerden	
Wachstum	siehe unter Kinderbeschwerden	
Warzen	siehe unter Haut	
Windeldermatitis	siehe unter Kinderbeschwerden	
Wucherungen	siehe unter Haut	
Wunden		
	Wunden, die durch spitze Gegenstände entstanden sind	Ledum palustre
	offene Wunden	Calendula (beschleunigt Vernarbung, verhindert Eiterbildung)
	offene Wunden in nervenreichen Körperteilen; berührungsempfindlich; sehr schmerzhaft	Hypericum
	offene Schnittwunden	Staphisagria
	glatte, tiefe Wunden, die durch einen schneidenden Gegenstand hervorgerufen wurden	Staphisagria
	schwammige Wunden	Silicea
Wundfieber		Arnica
Wundnarben, entzündet		Graphites
Zahnung	siehe unter Kinderbeschwerden	
Zähne		
Dentale Abszesse		Phosphorus
Karies		Phosphorus

Indikation	Ausprägung	Medikament
Paradontose, eitrig		Hepar sulfuris oder Thuja occidentalis oder Lycopodium oder Silicea oder Mercurius
Zahnfleisch-schwellungen		Phsophorus
Zahnschmerzen	neuralgische Zahnschmerzen, die sich verschlimmern, wenn etwas Warmes in den Mund genommen wird	Chamomilla
	Zahnschmerzen, erträglich, solange kaltes Wasser im Mund ist; schlimmer, wenn Wasser warm wird	Coffea
	der (kariöse) Zahn ist äußerst berührungsempfindlich; unerträgliche Schmerzen beim Trinken kalter Getränke und beim Einatmen von kalter Luft	Staphisagria
	Schmerzen und Blutungen nach einem zahnärztlichen Eingriff	Arnica
Zerschlagenheit		
	Gefühl von Zerschlagenheit (der ganze Körper schmerzt)	Arnica
	siehe auch unter Erkältung/Grippe	
Zittern		Agaricus muscarius
Zorn		Chamomilla
Zystitis	siehe unter Harnblase (Harnblasenentzündung)	

Neue Wege in der Homöopathie

Bereits zu Lebzeiten Samuel Hahnemanns entwickelten sich unterschiedliche Strömungen innerhalb der Homöopathie. Während die glühenden Anhänger und Verfechter seiner „reinen Lehre“ homöopathische Mittel ausschließlich nach der Ähnlichkeitsbeziehung von Symptombild und Arzneibild verschrieben, entstand gleichzeitig eine Richtung der von Hahnemann als Abtrünnige und Abweichler kritisierten Homöopathen, die einen naturwissenschaftlich-kritischen Weg einschlugen und sich bei der Verschreibung des Arzneimittels an der Hauptkrankheit orientierten. Dabei beschränkten sie sich nicht – wie die klassischen Homöopathen – auf die Gabe des SIMILE, sondern verordneten je nach Beschwerdebild mehrere homöopathische Arzneien nebeneinander, wobei sie ausschließlich mit tiefen Potenzen (bis D 12) arbeiteten, da sie deren Wirkung noch für am ehesten erklärbar hielten.

Der Streit unter Hahnemanns Anhängern, ob Hoch- oder Tiefpotenzen zu verordnen seien, ging auch nach seinem Tode unvermindert weiter und wird in der heutigen Zeit noch durch die Vertreter der neuzeitlichen klinischen Homöopathie genährt, deren Bestreben es ist, zeitsparend auf kurzem Weg eine sichere Arzneiwahl zu treffen, wobei vor allem physiologische Wirkprinzipien und klinische Indikationen im Vordergrund stehen. Ebenso haben sich aus der Homöopathie abgeleitete Behandlungsverfahren wie die Biochemie nach Dr. Schüßler und die Irisdiagnose entwickelt und etabliert, die vor allem von Heilpraktikern mit homöopathischer Zusatzausbildung angewendet werden. Auch die Verabreichung von Komplexmitteln (eine Kombination von einzelnen homöopathischen Wirkstoffen) ist eine neue Variante der Homöopathie, die besonders unter homöopathischen Ärzten weit verbreitet ist, jedoch von klassischen Homöopathen rundweg abgelehnt wird. Für sie ist ein Komplexmittel keine Kombination aus einzelnen Wirkstoffen, sondern eine völlig neu geschaffene Wirkstoffkombination, die genau genommen als solche einer ARZNEIMITTELPRÜFUNG beim gesunden Menschen unterzogen werden

müsste, um danach als Ähnlichkeitsmittel in die Riege der homöopathischen Arzneien eingereiht werden zu können.
Neue Wege beschreiten auch diejenigen „undogmatischen" Homöopathen, die aufgrund der veränderten Umweltbedingungen durch Belastungen mit Pestiziden, Schwermetallen, Radioaktivität und Elektrosmog sehr hohe Dosen von homöopathischen Hochpotenzen verwenden und die Herstellung neuer Mittel propagieren. Die Homöopathie unterliegt insofern einem Wandel der Zeit – und auch in dieser Hinsicht offenbart sich der noch immer währende Konflikt, den die Homöopathie hervorzurufen imstande ist. Sie ist und bleibt die Sphinx der zeitgenössischen Medizin. Es bleibt zu wünschen, dass bei aller wissenschaftlichen Spurensuche trotz oder gerade aufgrund ihrer „unfassbaren" Wirksamkeit das alles umspannende Prinzip der Homöopathie nicht aus den Augen verloren wird: für jeden Menschen seine individuell passende Arznei zu finden.

Komplexmittel

Komplexmittel bestehen in der Regel aus drei bis acht homöopathischen Einzelmitteln, zumeist in niedrigen Potenzen zwischen D 3 und D 12. Die Verordnung von Komplexmitteln widerspricht zwar der reinen homöopathischen Lehre nach Hahnemann (siehe hierzu auch Kapitel „Neue Wege in der Homöopathie"), dennoch ist ihre Anwendung und Verordnung vor allem unter praktischen Ärzten weit verbreitet. Dies liegt unter Anderem daran, dass sich Komplexmittel wie die Arzneimittel der Schulmedizin einsetzen lassen und krankheitsbezogen – ohne ausführliche Anamnese – verordnet werden können. Da es sich im Praxisalltag mitunter als äußerst zeitaufwendig und schwierig erweisen kann, die individuell einzig richtige homöopathische Arznei, das Simile, zu ermitteln (wenn sich beispielsweise einzelne Syptome so überlagern, dass kein eindeutiges Arzneimittelbild entsteht), wird versucht, mit der Gabe von Komplexmitteln einen Heilerfolg zu erzielen. Insbesondere denjenigen Ärzten, die noch keine umfassende Spezialausbildung haben, erleichtert dies den Einstieg in die Homöopathie und kommt dem Wunsch des Patienten nach einer homöopathischen Behandlung entgegen.

Komplexmittel werden von den Herstellern zumeist unter dem Namen ihrer typischen Indikation oder ihres Hauptwirkstoffes vertrieben. Als Fertig-Arzneimittel werden sie – anders als dies bei den homöopathischen Einzelmitteln möglich ist – mit einem Beipackzettel abgegeben, dem der Patient klare Angaben zu der Zusammensetzung der Inhaltsstoffe, den Anwendungsgebieten, der Dosierung, Art und Dauer der Anwendung sowie Gegenanzeigen, Nebenwirkungen und Hinweise zur Wirkungsweise des Mittels entnehmen kann.
Grundsätzlich sollte vor einer Behandlung mit Komplexmitteln unbedingt eine therapeutische Abklärung und Überwachung durch den behandelnden Arzt erfolgen. Dies ist insbesondere erforderlich, um mögliche Wechselwirkungen mit anderen Mitteln oder Überempfindlichkeitsreaktionen auf ein oder mehrere Inhaltsstoffe beurteilen und ausschließen zu können. Das gilt vor allem auch in der Schwangerschaft und Stillzeit sowie bei Säuglingen und Kleinkindern.
Im Folgenden finden Sie eine Liste mit KRANKHEITSBILDERN, für die es Komplexmittel gibt – teilweise mit verschiedenen Wirkungsbereichen. Eine Auswahl von Mitteln unterschiedlicher Hersteller wird vorgestellt.

Krankheitsbilder Komplexmittel	Hersteller
Abszesse	
Hepar Sulfuris Similiaplex, Symphytum Similiaplex	Pascoe
Calendula-Pentarkan (Abszess-Nachbehandlung)	DHU
Sulfur Pentarkan S (kleine Hautabszesse)	DHU
Achselschweiß / Fußschweiß	
Jaborandi Pentarkan S	DHU
Jaborandi Similiaplex, Silicea Similiaplex	Pascoe
Afterfistel	
Rhus Toxicodendron Similiaplex N, Cistus Similiaplex	Pascoe
Akne vulgaris	
Mercurius solubilis Similiaplex	Pascoe
Hepar sulfuris Pentarkan	DHU
Comedonen-Gastreu N R53	Dr. Reckeweg

Krankheitsbilder Komplexmittel	Hersteller
Anämie	
Pascossan	Pascoe
Angina	
Tonsillopas, Pascotox	Pascoe
Tonsiotren (nicht eitrig, akut, chronisch-rezidivierend)	DHU
Angina-Gastreu N R I	Dr. Reckeweg
Angstzustände	
Asa foetida Pentarkan	DHU
Appetitlosigkeit	
Pascossan	Pascoe
China Pentarkan	DHU
Arthritis	
Restructa forte ST Tabl., Arthrifid S Trpf./Tabl.	Fides
Arthritis-W-Tbl.-Pascoe N, Rheuma-Pasc Trp./Liquidum	Pascoe
Bryorheum	DHU
Arthrose	
Arthrose-K-Tabl.-Pascoe N, Rheuma-Pasc Trpf./Liquidum	Pascoe
Rhus-Rheuma-Gel N (DHU), Bryorheum	DHU
Asthma bronchiale	
Lobelia Homobion S Trpf.	Fides
Yerba Santa Similiaplex, Hyoscyamus Similiaplex	Pascoe
Augenentzündung	
Pascotox	Pascoe
Bindehautentzündung	
Euphrasia Pentarkan N extern	DHU
Blähungen / Blähungskoliken	
Carbo vegetabilis Pentarkan	DHU
Chamomilla Pentarkan	DHU
(Harn-)Blasenentzündung	
Solidago Similiaplex, Cantharis Similiaplex	Pascoe
Enuroplant, Sabal Pentarkan S	DHU
Blaues Auge	
Symhytum Similiaplex, Lymphdiaral	Pascoe
Arnica Pentarkan S	DHU

Krankheitsbilder Komplexmittel	Hersteller
Bluterguss	
Symhytum Similiaplex, Lymphdiaral	Pascoe
Arnica Pentarkan S, Arnica comp. Gel	DHU
Blutungen	
Millefolium Similiaplex, Asperula Similiaplex	Pascoe
Bronchitis	
Pascotox, Corallum Similiaplex, Eupatorium Similiaplex	Pascoe
Sticta Pentarkan, Tussistin	DHU
Brustentzündung / Brustdrüsenentzündung	
Pascoleucyn Trpf., Lymphdiaral	Pascoe
Drüsenentzündung	
Lymphdiaral Trpf./Salbe	Pascoe
Drüsenschwellung	
Drüsensalbe Fides S	Fides
Lymphdiaral Trpf./Salbe	Pascoe
Drüsenverhärtung	
Lymphdiaral Trpf./Salbe	Pascoe
Durchfall	
Constitupa Trpf.	Fides
China Similiaplex, Lycopodium Similiaplex	Pascoe
Veratrum Pentarkan S	DHU
Dysmenorrhö (Menstruationsschmerzen)	
Mulimen Trpf./Tabl.	Fides
Magnesium phosphoricum Pentarkan	DHU
Dysmenorrhoe-Gastreu R75	Dr. Reckeweg
Dyspepsie (Verdauungsbeschwerden)	
Nux vomica Similiaplex	Pascoe
Eierstockentzündung	
Apis Similiaplex, Pascotox, Aletris Similiaplex	Pascoe
Eiterungen	
Kalium Chloratum I + II Similiaplex N, Mercurius Solubilis Similiaplex	Pascoe

Krankheitsbilder Komplexmittel	Hersteller
(Haut-)Ekzem	
Petroleum Pentarkan, (Hautekzem, nässend)	DHU
Halicar Salbe/Creme, Graphites Salbe, Graphites Pentarkan S (Hautekzem, trocken)	DHU
Cistus Similiaplex, Viola Tricolor Similiaplex, Sulfur Similiaplex	Pascoe
Ekzem, allergisch	
Pascallerg	Pascoe
Halicar Salbe/Creme, Graphites Pentarkan S, (allergisches Ekzem, trocken)	DHU
Halicar Salbe/Creme, Petroleum Pentarkan, (allergisches Ekzem, nässend)	DHU
Entzündung der Mundschleimhaut	
Borax Pentarkan S	DHU
Tonsillopas	Pascoe
Erbrechen	
Apomorphin Pentarkan, Cocculus Pentarkan S	DHU
Apomorphinum Similiaplex N, Artemisia Similiaplex, Nux vomica Similiaplex	Pascoe
Erkältung	
Influvit, Eupatorium Pentarkan	DHU
Gripps Trpf., Pascotox Trpf., Bryonia Similiaplex	Pascoe
Erschöpfung	
Acidum phosphoricum Homobion N 3	Fides
Damiana Pentarkan S, Asa foetida Pentarkan (nervöse Erschöpfung)	DHU
Ferrum Pentarkan (nach schwerer Krankheit)	DHU
Pascossan, Pasconal Forte Nerventropfen	Pascoe
Fieber	
Nisylen, Eupatorium Pentarkan	DHU
Aconitum Pentarkan (akute Zustände)	DHU
Gripps Trpf., Pascotox Trpf./ Tabl., Bryonia Similiaplex	Pascoe
Frostbeulen	
Abrotanum Pentarkan	DHU

Krankheitsbilder Komplexmittel	Hersteller
Furunkel	
Sulfur Pentarkan S, Arnica Salbe, Echinacea Salbe	DHU
Hepar sulfuris Similiaplex, Symphytum Similiaplex	Pascoe
Gelenkrheumatismus	
Arthrifid S	Fides
Bryorheum, Rhus-Rheuma-Gel N	DHU
Rheuma Pasc Trpf./Liquidum	Pascoe
Gereiztheit	
Pasconal Nerventropfen N	Pascoe
Gerstenkorn	
Hepar Sulfuris Similiaplex, Mercurius Solubilis Similiaplex	Pascoe
Gesichtsneuralgie	
Cedron Pentarkan	DHU
Aconitum Similiaplex, Gelsemium Similiaplex, Dioscorea Similiaplex	Pascoe
Gicht	
Restructa forte ST	Fides
Berberis Pentarkan S	DHU
Acidum Oxalicum Similiaplex, Rheuma Pasc	Pascoe
Grippaler Infekt	
Eupatorium Pentarkan	DHU
Gripps Trp., Pascotox Trp., Bryonia Similiaplex	Pascoe
Grippe-Gastreu R6	Dr. Reckeweg
Gürtelrose	
Ranunculus Pentarkan D	DHU
Rhus Toxicodendron Spl. N, Aconitum Spl., Dioscorea Similiaplex	Pascoe
Hals- / Rachenentzündung	
Tonsillopas	Pascoe
Tonsiotren H, Arum triphyllum Pentarkan S	DHU
Angina-Gastreu N R1	Dr. Reckeweg
Hämorriden	
Haemotrop S, Hamamelissalbe S	Fides
Aesculus Pentarkan D, Hamamelis Salbe	DHU

Krankheitsbilder Komplexmittel	Hersteller
Hautausschlag Cistus Similiaplex, Viola Tricolor Similiaplex, Sulfur Similiaplex	 Pascoe
Herpes Rhus Toxicodendron Similiaplex N, Pascotox Tabl./Trpf. Herpes-Gastreu R68	 Pascoe Dr. Reckeweg
Heuschnupfen Heuschnupfenmittel DHU Pascallerg	 DHU Pascoe
Husten Pascotox, Corallium Similiaplex, Eupatorium Similiaplex	 Pascoe
Insektenstiche Halicar Salbe/Creme, Ledum extern Palatol Salbe N	 DHU Pascoe
Keuchhusten Drosera Pentarkan, Viropect Drosera Similiaplex, Lobelia Similiaplex, Pascoleucyn	 DHU Pascoe
Koliken / Krämpfe Spasmofides S Colocynthis Pentarkan (Krämpfe der Gallenwege, Harnwege, Magen-Darm-Krämpfe) Colocynthis Similiaplex, Lobelia Similiaplex, Sumbulus Similiaplex	 Fides DHU Pascoe
Kopfschmerzen Spectatum Pascodolor Trpf., Iris Similiaplex	 Fides Pascoe
Krampfadern Hamamelissalbe Fides S Aesculus Pentarkan D, Hamamelis Salbe, Sabdariffa Salbe	 Fides DHU
Magen-Darm-Entzündung Veratrum Pentarkan S China Similiaplex, Nux Vomica Similiaplex	 DHU Pascoe

Krankheitsbilder Komplexmittel	Hersteller
Magenkatarrh	
Nux vomica Pentarkan	DHU
Nux Vomica Similiaplex	Pascoe
Stoma-Gastreu N R5	Dr. Reckeweg
Magenkrämpfe und -schmerzen	
Spasmofides S	Fides
Gastroplant	DHU
Colocynthis Similiaplex, Argentum Nitricum Similiaplex	Pascoe
Melancholie	
Pasconal Forte Nerventropfen, Pascolibrin	Pascoe
Migräne	
Cyclamen Pentarkan	DHU
Pascodolor Tropfen	Pascoe
Migräne-Gastreu R16	Dr. Reckeweg
Milchschorf	
Halicar Salbe/Creme	DHU
Arsenum Jodatum Similiaplex, Viola Tricolor Similiaplex	Pascoe
Mittelohrvereiterung / Mittelohrentzündung	
Kalium Chloratum I + II Similiaplex N	Pascoe
Muskelrheumatismus	
Rhus toxicodendron Pentarkan	DHU
Muskelschmerzen und -krämpfe	
Secale Pentarkan (Muskelkrämpfe)	DHU
Arnica comp. Gel,	DHU
Arnica Salbe (Muskelschmerzen)	
Atemaron N R30	Dr. Reckeweg
Nasenbluten	
Millefolium Similiaplex, Asperula Similiaplex	Pascoe
Nasenkatarrh	
Luffa Comp.-Tropfen-Pascoe N	Pascoe
Rhino-Gastreu N R49	Dr. Reckeweg
Nasennebenhöhlenentzündung	
Cinnabaris Pentarkan S	DHU
Luffa Comp.-Tropfen-Pascoe N,	
Kalium Chloratum I + II, Similiaplex	Pascoe

Krankheitsbilder Komplexmittel	Hersteller
Nesselausschlag	
Urtica Pentarkan, Conium Salbe	DHU
Pascallerg, Cistus Similiaplex	Pascoe
Neuralgien	
Cedron Pentarkan	DHU
Aconitum Similiaplex, Dioscorea Similiaplex	Pascoe
Neurodermitis	
Halicar Salbe/Creme, Graphites Pentarkan S	DHU
Nierenentzündung	
Pascorenal	Pascoe
Ödeme	
Klinoren S	Fides
Lymphdiaral	Pascoe
Ohrenschmerzen	
Belladonna Pentarkan S	DHU
Kalium Chloratum I + II Similiaplex, Pascotox	Pascoe
Prellungen / Quetschungen / Verrenkungen / Verstauchungen	
Arnica comp. Gel, Calendumed Salbe/Creme, Arnica Salbe	DHU
Symphytum Similiaplex. Ledum Similiaplex	Pascoe
Atemaron N R30	Dr. Reckeweg
Regelblutung, ausbleibend	
Pulsatilla Similiaplex	Pascoe
Agnus castus Pentarkan	DHU
Regelblutung, unregelmäßig	
Agnus castus Pentarkan	DHU
Pulsatilla Similiaplex	Pascoe
Regelblutung, verzögert	
Agnus castus Pentarkan	DHU
Reisekrankheit	
Cocculus Pentarkan S	DHU
Vomi-Gastreu N R52	Dr. Reckeweg
Rheuma / Rheumatismus	
Rheuma-Pasc Trpf./Liquidum	Pascoe

Krankheitsbilder Komplexmittel	Hersteller
Schlaflosigkeit	
Noxom S	Fides
Passiflora Pentarkan S	DHU
Pasconal Nerventropfen	Pascoe
Schnittwunden, offene	
Symphytum Similiaplex, Millefolium Similiaplex	Pascoe
Schnupfen	
Influvit	DHU
Luffa Comp.-Tropfen-Pascoe N, Gripps	Pascoe
Rhino-Gastreu N R49 (katarrhalischer Schnupfen)	Dr. Reckeweg
Schreck	
Pasconal Forte Nerventropfen	Pascoe
Schuppenflechte	
Rubisan	DHU
Schwäche	
Pascossan	Pascoe
Schwangerschaftserbrechen	
Lobelia Pentarkan	DHU
Apomorphinum Similiaplex, Artemisia Similiaplex	Pascoe
Vomi-Gastreu N R32	Dr. Reckeweg
Schwindel	
Glonoinum Pentarkan	DHU
Angioton S (bei niedrigem Blutdruck und labilem Kreislauf)	DHU
Vertigopas	Pascoe
Sehschwäche	
Ruta Pentarkan (Sehschwäche nach Überanstrengung)	DHU
Sodbrennen	
Bismutum Pentarkan (bei Magenübersäuerung)	DHU
Sonnenbrand	
Calendumed Creme	DHU
Stichwunden	
Symphytum Similiaplex, Millefolium Similiaplex	Pascoe
Trauer	
Pasconal Forte Nerventropfen	Pascoe

Krankheitsbilder Komplexmittel	Hersteller
Übelkeit	
Cocculus Pentarkan S	DHU
Nux Vomica Similiaplex	Pascoe
Unruhe	
Asa foetida Pentarkan (Angst- und Spannungszustände)	DHU
Pasconal Nerventropfen	Pascoe
Verstopfung	
Nux Vomica Similiaplex, Carduus Marianus Similiaplex	Pascoe
Warzen	
Thuja Homobion S	Fides
Thuja Extern (DHU)	DHU
Thuja Similiaplex	Pascoe
Wechseljahre	
Mulimen (Hitzewallungen, klimakterische Beschwerden)	Fides
Klimaktoplant (Gereiztheit im Klimakterium, klimakterische Beschwerden /Hitzewallungen)	DHU
Sanguinaria Similiaplex, Pulsatilla Similiaplex (klimakterische Beschwerden/Hitzewallungen)	Pascoe
Klimax-Gastreu N R10 (klimakterische Hitzewallungen)	Dr. Reckeweg
Windeldermatitis	
Calendumed Salbe/Creme, Halicar Salbe/Creme	DHU
Wunden	
Calendumed Salbe/Creme (nicht eitrige, oberflächliche Hautwunden)	DHU
Zerschlagenheit	
Pascossan	Pascoe

Anhang

Homöopathische Substanzen

Nachfolgend finden Sie eine Auswahl homöopathischer Mittel mit deutscher Übersetzung, um einen Einblick zu bekommen, welche Substanzen im Einzelnen in der Homöopathie Anwendung finden.

Acidum benzoicum	Benzoesäure
Acidum nitricum	Salpetersäure
Acidum phosphoricum	Phosphorsäure
Acidum sulfuricum	Schwefelsäure
Aconitum napellus	Sturmhut
Aesculus hippocastanum	Rosskastanie
Agaricus muscarius	Fliegenpilz
Allium cepa	Küchenzwiebel
Antimonium crudum	Grauspießglanz
Antimonium tartaricum	Brechweinstein
Apis mellifica	Honigbiene
Arnica montana	Bergwohlverleih
Arsenicum album	Weißes Arsenoxyd
Belladonna	Tollkirsche
Bellis perennis	Gänseblümchen
Berberis vulgaris	Berberitze oder Sauerdorn
Bryonia alba	Weiße Zaunrübe
Calcarea fluorica	Fluorkalzium
Calcarea carbonica	Kalziumkarbonat
Calcarea phosphorica	Kalziumphosphat
Calendula officinalis	Ringelblume
Camphora	Kampfer
Cantharis officinalis	Spanische Fliege

Carbo vegetabilis	Holzkohle
Chamomilla	Kamille
China officinalis	Chinarinde
Cimicifuga	Frauenwurzel oder Wanzenkraut
Cina	Zitwerblütensamen
Cocculus	Kockelskörner
Coffea cruda	Rohkaffee
Colocynthis	Koloquinte
Cuprum metallicum	Kupfer
Dulcamara	Bittersüßer Nachtschatten
Eupatorium perfoliatum	Wasserhanf
Ferrum metallicum	Eisen
Ferrum phosphoricum	Eisenoxydphosphat
Gelsemium sempervirens	Wilder Jasmin
Graphites	Reißblei
Hamamelis virginica	Zaubernuss
Hepar sulfuris calcarea	Kalkschwefelleber
Hypericum perforatum	Johanniskraut
Ignatia amara	Ignazbohne
Ipecacuanha	Brechwurzel
Kalium bichromicum	Kaliumbichromat
Lachesis trigonocephalus	Buschmeister
Ledum palustre	Wilder Rosmarin
Lilium tigrinum	Tigerlilie
Lycopodium	Bärlapp

Magnesia carbonica	Magnesiumkarbonat
Magnesia phosphorica	Magnesiumphosphat
Manganum metallicum	Mangan
Mercurius solubilis	Quecksilber
Natrium muriaticum	Kochsalz
Nux vomica	Brechnuss
Phytolacca decandre	Kermesbeere
Phosphorus	Phosphor
Pulsatilla pratensis	Wiesen-Küchenschelle
Rhus toxicodendron	Giftsumach
Sepia	Tintenfisch
Silicea	Kieselsäure
Spongia marina tosta	Gerösteter Seeschwamm
Staphisagria	Stephanskorn
Sulfur	Schwefel
Tabacum	Tabak
Thuja occidentalis	Lebensbaum
Veratrum album	Weiße Nieswurz

Literatur

Allen, J. H.: *Die Chronischen Krankheiten,* Verlag Renée von Schlick, Aachen

Braun, A.: *Methodik der Homöotherapie,* Verlag Johannes Sonntag, Regensburg

Charette, G.: *Homöopathische Arzneimittellehre für die Praxis,* Hippokrates Verlag, Stuttgart

Coulter, C. R.: *Portraits homöopathischer Arzneimittel,* Haug Verlag, Heidelberg

Dorcsi, M.: *Handbuch der Homöopathie,* Verlag Orac, Wien

Hahnemann, S.: *Organon der Heilkunst,* Hippokrates Verlag, Stuttgart

Köhler, G.: *Lehrbuch der Homöopathie,* Hippokrates Verlag, Stuttgart

Lathoud, J.-A.: *Materia Medica,* Band 1–3, O.-Verlag, Berg am Starnberger See

Nash, E. B.: *Leitsymptome in der Homöopathischen Therapie,* Haug Verlag, Heidelberg

Ritter, H.: *Samuel Hahnemann,* Haug Verlag, Heidelberg

Rothenberg, Dr. med. R. E.: *Medizin für jedermann,* Band 1 und 2, Deutscher Taschenbuch Verlag, München

Stumpf, W.: *Homöopathie – Anleitung zur Selbstbehandlung,* Gräfe und Unzer, München

Erfahrungsheilkunde – Praktiken zur Ergänzung der Schulmedizin, Symposium Bad Segeberg, 1984

Homöopathie 1796 – 1996, Eine Heilkunde und ihre Geschichte, Edition Lit. europe

Homöopathie in der Diskussion, Verlag Grundlagen und Praxis, Leer

Adressen

Institute und Vereine

Ärztegesellschaft für
Erfahrungsheilkunde
Postfach 102840
69018 Heidelberg

August-Weihe-Institut für
Homöopathische Medizin e.V.
Benekestraße 11
32756 Detmold
Tel.: 05231/34151

Deutscher Zentralverein
homöopathischer Ärzte
Alte Steige 3
72213 Altensteig

Homöopathie-Forum
Organisation klassisch
homöopathisch arbeitender
Heilpraktiker e.V.
Grubmühlerfeldstraße 14 a
82119 Gauting
Tel.: 089/893414-0
Fax.: 089/893414-66

Hufelandgesellschaft für
Gesamtmedizin
Ortenaustraße 10
76199 Karlsruhe

Internationale Gesellschaft für
Ganzheitsmedizin
Franz-Knauff-Straße 2-4
69115 Heidelberg

Niedersächsische Akademie
für Homöopathie und Naturheilverfahren
Blumläger Kirchweg 1
29221 Celle

Niedersächsisches Institut für
homöopathische Medizin e.V.
Welfenallee 2
29225 Celle

Verein für Klassische Homöopathie
Frankfurt e.V.
Oeser Straße 13
65934 Frankfurt am Main

Verein zur Förderung der
Homöopathie e.V.
Linkheimer Landstraße 113
76149 Karlsruhe

Zentralverband der Ärzte für
Naturheilverfahren
Alfredstraße 21
72250 Freudenstadt

Ausbildung in Homöopathie

Deutsche Paracelsus Schulen
für Naturheilverfahren GmbH
Sonnenstraße 19
80331 München
Tel.: 089/552541-0
Fax.: 089/553489

Lage & Roy
(Ausbildung, Seminare, Bücher)
Hörnleweg 36
82418 Murnau
Tel.: 08841/4455
Fax: 08841/4298

Medicus GmbH / Schule für
homöopathische Heilkunst
Heilpraktikerschule und Seminare
Waldschmidtstraße 47
60316 Frankfurt am Main
Tel. + Fax: 069/4960264

Thalamus
Schulen für ganzheitliche
Heilkunde
Engelbergerstraße 19
79106 Freiburg
Tel.: 0761/277509
Fax: 0761/286807

Zentrum für Naturheilkunde
Hirtenstraße 26
80335 München
Tel.: 089/545931-0
Fax: 089/545931-99

Hersteller von Homöopathika

A. Pflüger GmbH & Co. KG
Homöopathisches Laboratorium
Bielefelder Straße 17
33378 Rheda-Wiedenbrück
Tel.: 05242/92820
Fax: 05242/55932

Bioforce GmbH
Brühlstraße 15
78441 Konstanz
Tel.: 07533/93010
Fax: 07533/930130

Deutsche Homöopathie-Union
Ottostraße 24
76227 Karlsruhe
Tel.: 0721/409301
Fax: 0721/4093113

Dr. Reckeweg & Co. GmbH
Berliner Ring 32
64625 Bensheim
Tel.: 06251/10970
Fax: 06251/3342

Fides
Vertrieb pharmazeutischer
Präparate GmbH
Bahnackerstraße 16 a
76532 Baden-Baden
Tel.: 07221/501210
Fax: 07221/501160

Nestmann + Co.
Pharmazeutische Präparate
96199 Zapfendorf/Bamberg
Tel.: 09547/92210
Fax: 09547/215

Pascoe
Pharmazeutische Präparate GmbH
Schiffenberger Weg 55
35394 Gießen
Tel.: 0641/7960-0
Fax: 0641/796050

Pekana Naturheilmittel GmbH
Postfach 1262
88350 Kisslegg
Tel.: 07563/91160
Fax: 07563/2862

Truw Arzneimittel GmbH
Alfred-Nobel-Straße 5
50226 Frechen
Tel.: 02234/955491 0
Fax: 02234/9554940

Register

Eine Auswahl aus dem Verlagsprogramm

RAT UND WISSEN

Bewerbung/Karriere

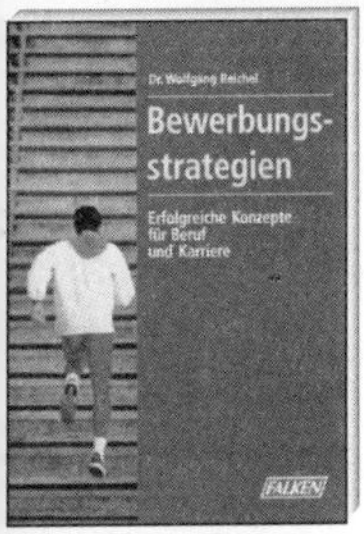

Bewerbungsstrategien
1027-3, von Dr. W. Reichel, 128 S., kart.
DM 14,90

Legale Bewerbungstricks
60325-2, von V. S. Rottmann, 96 S., kart.
DM 12,90

Lebenslauf und Bewerbung
60007-5, von H. Friedrich, 112 S., kart.
DM 9,90

Vorstellungsgespräche
60012-1, von H. Friedrich, 144 S., kart.
DM 11,90

Berufsstart für Hochschulabsolventen
1482-1, von Dr. W. Reichel, 144 S., kart.
DM 19,90

Testtrainer Einstellungstests
4999-4, von Dr. W. Reichel, 136 S., geb.
DM 15,–
(limitierter Sonderpreis)

Arbeitszeugnisse
1444-9, von A. Nasemann, 136 S., kart.
DM 16,90

Rechtsratgeber für Arbeitnehmer
60258-2, von U. Teschke-Bährle, 160 S., kart.
DM 16,90

Selbständigkeit und freie Mitarbeit
1891-6, von T. Hammer, Dr. W. Kiefl, 144 S., kart.
DM 19,90

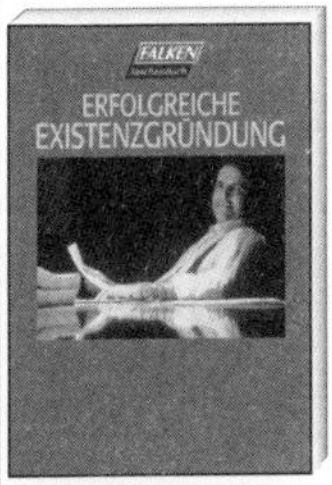

Erfolgreiche Existenzgründung
60285-X, von N. Rentrop, 192 S., kart.
DM 19,90

FALKEN Reihe: FALKEN & PITMAN MANAGEMENT
Ausstattung: zwischen 184 S. und 248 S., Broschur
Preis: **DM 39,90**
4972-2 Die ersten 100 Tage als Chef
4973-0 Erfolgreiches Zeitmanagement
4976-5 Richtig delegieren
4971-4 Erfolgreiche Verhandlungstaktiken

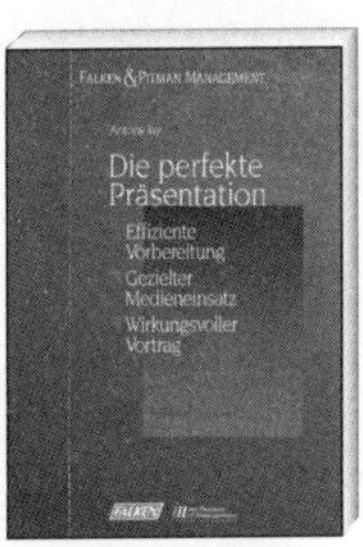

4975-7 Die perfekte Präsentation
4974-9 Meetings erfolgreich steuern
7331-3 Marketing – eine Einführung
7329-1 Erfolgreich im Management
7330-5 Basiswissen für Führungskräfte
7328-3 Mitarbeitermotivation durch Empowerment

Schule/Beruf/ Lernhilfen

FALKEN Reihe: Schülerhilfe
Ausstattung: zwischen 64 S. und 172 S., kartoniert
Preis: zwischen **DM 14,90** und **DM 24,90**

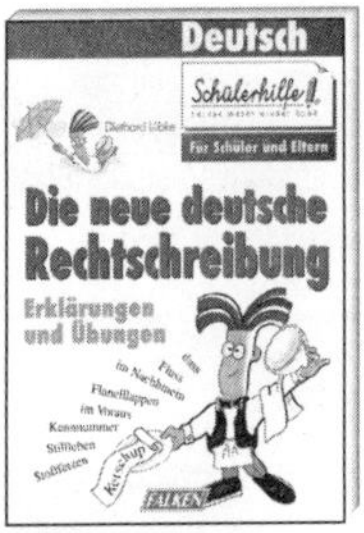

1834-7 Die neue deutsche Rechtschreibung
1625-5 Deutsche Grammatik I
1710-3 Deutsche Grammatik 2
1571-2 Diktate und Ergänzungsübungen
1626-3 Aufsatz
1623-9 Bruchrechnen
1569-0 Geometrie
1709-X Prozent- und Zinsrechnung
1570-4 Gleichungen und Ungleichungen
1888-6 Wurzeln und Potenzen
1624-7 English Pronouns
1574-7 English Tenses
1784-7 If-Clauses & Co.

Handbuch Mathematik
4964-1, von W. Scholl, R. Drews, 848 S., geb.
DM 69,90

Gedächtnistraining mit Eselsbrücken
60060-1, von W. Ettig, 96 S., kart.
DM 12,90

Erfolgreich im Beruf mit NLP
60288-4, von K. Grochowiak, S. Haag, 104 S., kart.
DM 12,90

Buchführung leicht gefaßt
60091-1, von H. R. Pohl, 104 S., kart.
DM 12,90

Schreiben lernen mit Schreibmaschine und PC
60055-5, von O. Fonfara, 112 S., kart.
DM 9,90

Kostenrechnung leicht gemacht
4826-2, von D. Machenheimer, 240 S., geb.
DM 39,90

Recht/Wirtschaft/ Steuern

Was kostet mein Recht?
60234-5, von J. Mosler, 104 S., kart.
DM 12,90

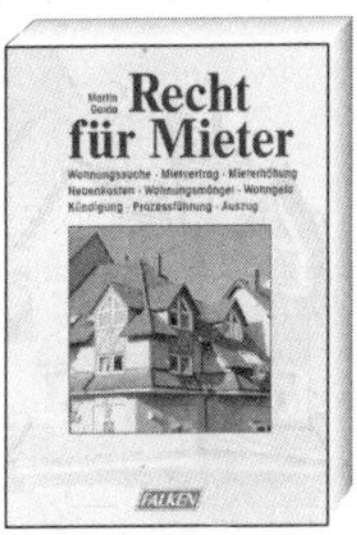

Recht für Mieter
1932-7, von M. Gaida, 304 S., kart.
DM 29,90

Stand der Preise 01.09.1997 · Änderungen vorbehalten / *unverbindliche Preisempfehlung

Der FALKEN Bauherren-Ratgeber
4888-2, von W. Jung, B. W. Klöckner, 352 S., kart.
DM 39,90

Ihr Recht als Vermieter
60243-4, von R. Richter, P. J. Schneider, A. Pollert, 208 S., kart.
DM 16,90

BAföG
60017-2, von A. Mengeringhausen, 296 S., kart.
DM 19,90

Eheverträge
60037-7, von T. Münster, 226 S., kart.
DM 19,90

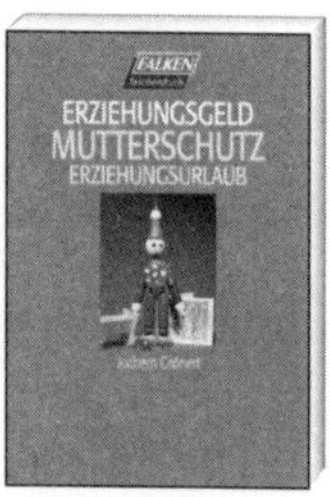

Erziehungsgeld, Mutterschutz, Erziehungsurlaub
60014-8, von J. Grönert, 192 S., kart.
DM 19,90

Scheidung und Unterhalt
60015-6, von T. Drewes, 220 S., kart.
DM 19,90

Wie hoch wird meine Rente?
60209-9, von K. Möcks, A. Schmitt, 160 S., kart.
DM 16,90

Erbschaftsteuer aktuell
60324-4, von W. Ludwig, 128 S., kart.
DM 14,90

Testament und Erbschaft
4139-X, von T. Drewes, R. Hollender, 296 S., geb.
DM 36,–

Keine Angst vor dem Finanzamt
60064-4, von H. Vogt, 132 S., kart.
DM 16,90

Korrespondenz und Rhetorik

Geschäftliche Briefe
60001-6, von G. Briese-Neumann, 120 S., kart.
DM 12,90

Briefe und Reden für den Trauerfall
1789-8, von U. Wetter, 112 S., kart.
DM 16,90

Modernes Redetraining
1575-5, von Prof. Dr. R. Brehler, 120 S., kart.
DM 16,90

Körpersprache
60096-2, von H. Rückle, 96 S., kart.
DM 12,90

Reden für Familienfeiern
60281-7, von G. Kurz, 112 S., kart.
DM 12,90

Lebensstil und Umgangsformen

Farbberatung für die Wohnung
4743-6, von G. Watermann, 128 S., geb.
DM 49,90

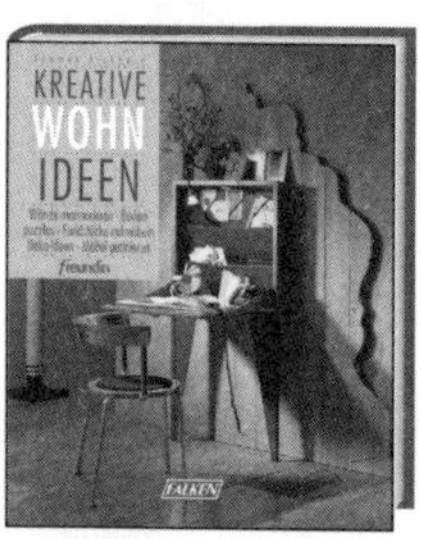

Kreative Wohnideen
4889-0, von T. Eichhorn, 128 S., geb.
DM 39,90

388 Frisuren
4969-2, von M. Rüdiger, R. v. Samson, 128 S., geb.
DM 29,90

Krawatten
7319-4, von F. Chaille, 180 S., geb., mit Schutzumschlag
DM 89,90

Tücher und Schals
1898-3, von E. Weber-Lorkowski, 48 S., kart.
DM 14,90

Moderne Umgangsformen
4814-9, von I. Wolff, 256 S., geb.
DM 39,90

Der gute Ton im Privatleben
60097-0, von R. Bartels, 104 S., kart.
DM 12,90

Feste feiern

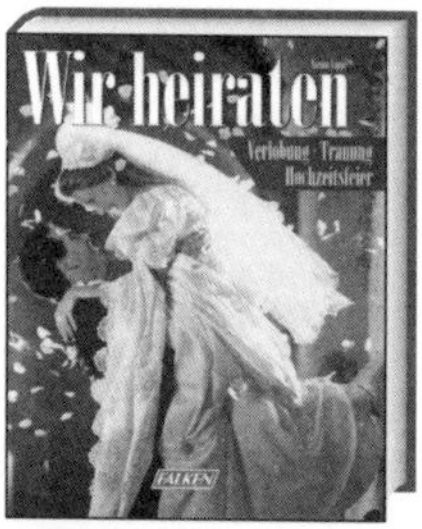

Wir heiraten
4863-7, von S. Lippe, 160 S., geb.
DM 39,90

Hochzeitsfeste mitgestalten
1790-1, von A. Wilke, B. Haß 104 S., kart.
DM 19,90

Tischdekorationen für die Hochzeit
1825-8, von H. Grob, A. Henseler u.a., 64 S., kart.
DM 19,90

Blumenschmuck für das Brautpaar
4881-5, von H. Grob, A. Henseler u.a., 80 S., geb.
DM 29,90

Neue Hochzeitsreden
60158-6, von S. Harland 112 S., kart.
DM 12,90

Feste feiern
4825-4, von C. Kast, 128 S., geb.
DM 39,90

Die neue Glückwunschfibel
60031-8, von R. Christian-Hildebrandt, 106 S., kart.
DM 9,90

Astrologie/Esoterik

Kinderhoroskop
60242-6, von W. Noé, 152 S., kart.
DM 14,90

Liebes-Horoskop
60297-3, von W. Noé, 128 S., kart.
DM 12,90

Chinesisches Horoskop
60006-7, von G. Haddenbach, 86 S., kart.
DM 9,90

Das Indianische Horoskop
60294-9, von W. Noé, 128 S., kart.
DM 14,90

Tarot für alle Decks
60235-3, von B. A. Mertz, 144 S., kart.
DM 14,90

I Ging
60253-1, von R. Sorrell, A. M. Sorrell, 224 S., kart.
DM 19,90

Reiki
60247-7, von B. Glaser. U. Vogt, 128 S., kart.
DM 14,90

Traumdeutung
60045-8, von G. Haddenbach, 172 S., kart.
DM 12,90

Geheimlehren
60236-1, von N. Drury, G. Tillet, 144 S., kart.
DM 16,90

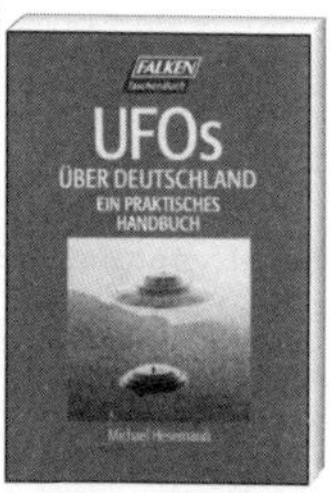

UFOs über Deutschland
60319-8, von M. Hesemann 208 S., kart.
DM 19,90

ISBN-Bestandteil: 3-8068- / bei Buchnummern, die mit der Ziffer 6 beginnen, lautet der ISBN-Bestandteil: 3-635-

Auto/Führerschein

Der neue Verwarn- und Bußgeldkatalog
60292-2, von F. Littek,
126 S., kart.
DM 12,90

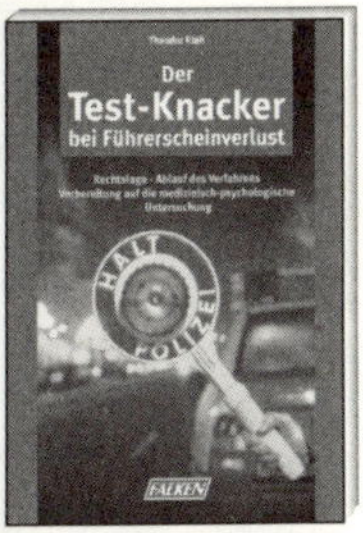

Der Test-Knacker bei Führerscheinverlust
1262-4, von T. Rieh,
120 S., kart.
DM 19,90

Prüfungsfragen und Prüfungsbogen für den Führerschein Kl. 3
1490-2, 104 S., kart.
DM 19,90

Trennkost

Trennkost für 1 Person
4851-3, von U. Summ,
112 S., geb.
DM 29,90

Trennkost leichtgemacht für Berufstätige
4890-4, von U. Summ,
128 S., geb.
DM 29,90

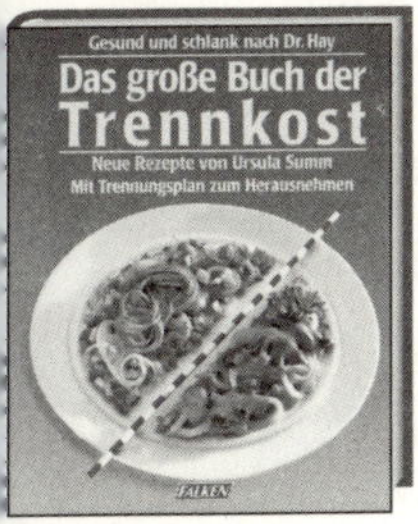

Das große Buch der Trennkost
4498-4, von U. Summ,
128 S., geb.
DM 29,90

Das Beste aus Ursula Summs Trennkost-Küche
4985-4, von U. Summ,
160 S., geb.
DM 29,90

Trennkost aus ärztlicher Sicht
60259-0, von Dr. med.
T.-M. Heintze, 84 S., kart.
DM 12,90

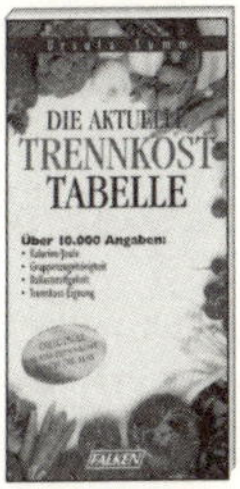

Trennkost-Tabelle
1871-1, von U. Summ,
80 S., Flexcover
DM 14,90

Länderküche

Italienische Küche
4830-0, von M. Kaltenbach,
R. Simeone, 224 S., geb.,
mit Schutzumschlag
DM 49,90

Chinesische Küche
7304-6, von H. Fu-Lung,
224 S., geb., mit Schutzumschlag
DM 49,90

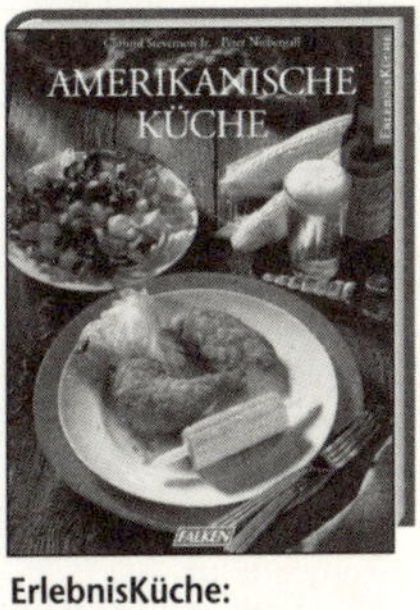

ErlebnisKüche: Amerikanische Küche
7308-9, von C. Stevenson Jr.,
P. Niebergall, 128 S., geb.,
mit Schutzumschlag
DM 39,90

ErlebnisKüche: Thailand
4945-5, von B. Aepli,
128 S., geb., mit Schutzumschlag
DM 34,90

ErlebnisKüche: Englische Landhausküche
4981-1, von D. Watkins,
J. J. Watkins, 128 S., geb.,
mit Schutzumschlag
DM 39,90

Kochen

Unsere Kochschule
4959-5, von M. Kaltenbach,
F. W. Ehlert, 306 S., geb.
DM 25,– (limitierter Sonderpreis)

FALKEN Reihe: ErlebnisKüche
Ausstattung: 128 S., geb.,
mit Schutzumschlag
Preis: **DM 34,90**
4944-7 Nudeln
4946-3 Raclette und heißer Stein
7315-1 Fondues
4984-6 Aufläufe und Gratins
4982-X Salate

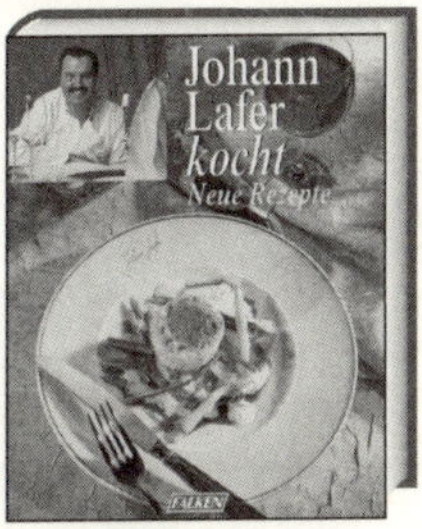

Johann Lafer kocht – Neue Rezepte
7306-2, von J. Lafer,
160 S., geb.
DM 39,90

Johann Lafer kocht mit Kräutern und Gewürzen
7302-X, von J. Lafer,
128 S., geb.
DM 29,90

Preiswert kochen
60025-3, von E. Fuhrmann,
136 S., kart.
DM 12,90

Rezepte mit Joghurt, Kefir & Co.
60068-7, von G. Volz,
104 S., kart.
DM 12,90

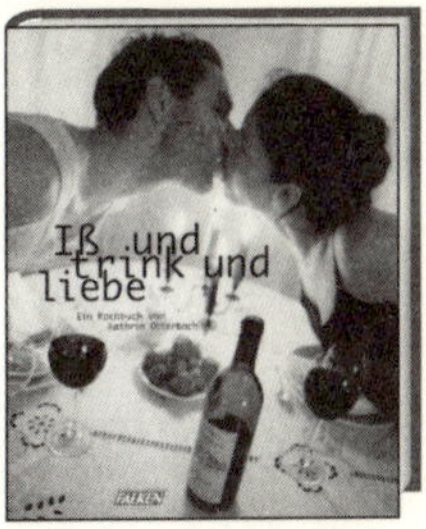

Iß und trink und liebe
7303-8, von K. Ottenbach,
72 S., geb., mit Schutzumschlag
DM 49,90

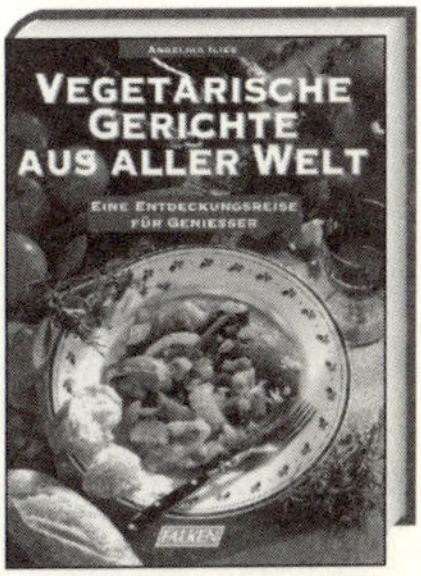

Vegetarische Gerichte aus aller Welt
4977-3, von A. Ilies, 224 S.,
geb., mit Schutzumschlag
DM 49,90

Vollwertküche für Genießer
4815-7, von Prof. Dr. C.
Leitzmann, H. Million,
256 S., geb.
DM 39,90

Das Bioland-Kochbuch
4979-X, von S. v. Küster,
128 S., geb.
DM 29,90

Getränke

FALKEN Mixbuch
4733-9, Hrsg.: P. Bohrmann,
560 S., geb.
DM 39,90

Weinlexikon
4942-0, von Dr. H. Ambrosi,
384 S., geb.
DM 39,90

Mein Hobby Wein
7309-7, von R. Kriesi,
128 S., geb.
DM 34,90

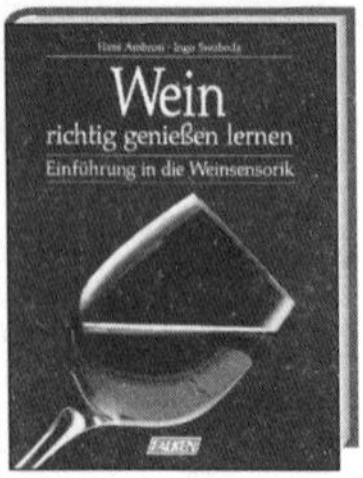

Wein richtig genießen lernen
4809-2, von H. Ambrosi, I. Swoboda, 128 S., geb.
DM 24,90

Was Weinfreunde wissen wollen
7342-9, von Prof. Dr. K. Röder u.a., 192 S., geb.
DM 29,90

Diät/Diabetiker

FALKEN Reihe: Diät und Genuss
Ausstattung: 112 S., kartoniert
Preis: **DM 24,90**
1794-4 Herz- und Kreislauferkrankungen
1793-6 Diabetes mellitus Typ II
1850-9 Gicht
DM 19,90

Gerichte für Diabetiker
60033-4, von M. Oehlrich, 108 S., kart.
DM 12,90

Kochen und Backen bei Nahrungsmittelallergien
4745-2, von Dr. med. C. Thiel, A. Ilies, 128 S., geb.
DM 39,90

Cholesterinarm kochen und genießen
4442-9, von R. Unsorg, 168 S., geb.
DM 49,90

Fettarm kochen – Abnehmen mit Genuß
4866-1, von G. Hölz, H. Million, 128 S., geb.
DM 39,90

Besser leben durch Fasten
60065-2, von G. Leibold, 92 S., kart.
DM 12,90

Mutter und Kind

4761-4 **Mein Kind ist krank, so hilft die Natur**
von Dr. med. H. Wachtl, 160 S., geb.
DM 39,90

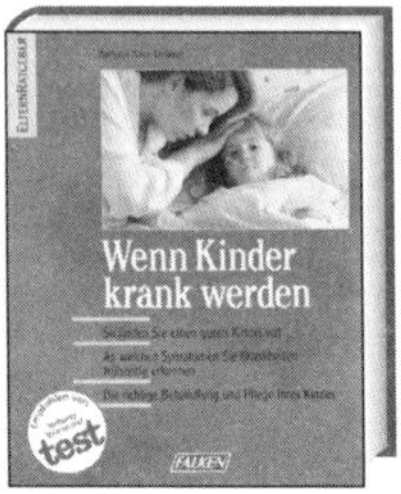

7316-X **Wenn Kinder krank werden**
von B. Nees-Delaval, 240 S., geb.
DM 39,90

Wir werden Eltern
4853-X, von B. Nees-Delaval, 376 S., geb.
DM 39,90

Das erste Jahr mit dem Baby
4884-X, von Dr. med. M. Weber, 144 S., geb.
DM 39,90

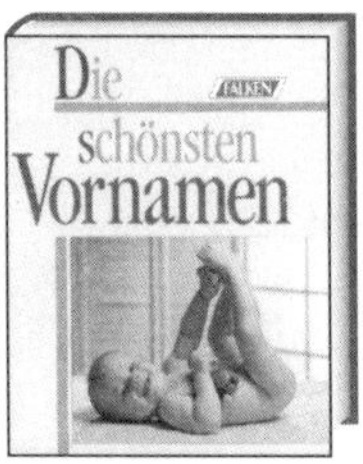

Die schönsten Vornamen
4755-X, von Dr. D. Voorgang, 200 S., geb.
DM 19,90

Die Kunst des Stillens
60084-9, von Prof. Dr. med. E. Schmidt, S. Brunn, 110 S., kart.
DM 12,90

Bachblüten für mein Kind
1773-1, von B. und K. Jacoby, 88 S., kart.
DM 19,90

Mensch und Gesundheit

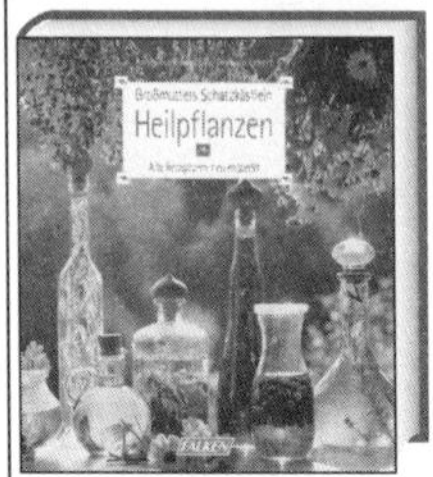

Heilpflanzen
4954-4, von A. Eckert, Dr. G. Eckert, 176 S., geb.
DM 39,90

Blütentherapie nach Dr. Bach
60019-9, von I. Wenzel, 96 S., kart.
DM 9,90

Entschlackungs- und Entgiftungskuren
60306-6, von Dr. med. U. Böhmig, 118 S., kart.
DM 14,90

Traditionelle Chinesische Medizin
60312-0, von Dr. med. C. Kunkel, 118 S., kart.
DM 14,90

Teebaumöl
1878-9, von S. Poth, Prof. Dr. J. Reichling, 96 S., kart.
DM 19,90

Chinesische Fünf-Elemente-Ernährung
68005-2, von Dr. med. C. Kunkel, 144 S., kart.
DM 29,90

Osteoporose-Gymnastik
1736-7, von M. Schmidt, 96 S., kart.
DM 24,90

Allergien
60057-1, von G. Leibold, 100 S., kart.
DM 12,90

Neurodermitis
1649-2, von Prof. Dr. med. phil. S. Borelli, Prof. Dr. med. J. Rakoski, 136 S., kart.
DM 24,90

Rheuma
60040-7, von Prof. Dr. med. K. Gräfenstein, 108 S., kart.
DM 14,90

Schuppenflechte
1467-8, von Prof. Dr. med. phil. S. Borelli, Prof. Dr. med. R. Engst, 102 S., kart.
DM 19,90

Gymnastik für die Halswirbelsäule
1610-7, von J. Engelmann, 96 S., kart.
DM 19,90

Augentraining
1616-6, von M. Gollub, Hrsg.: K. Haak, 96 S., kart.
DM 24,90

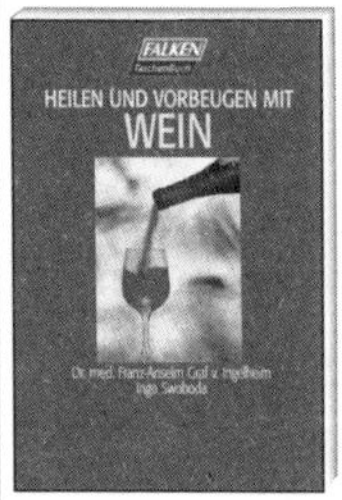

Heilen und Vorbeugen mit Wein
60311-2, von Dr. med. F.-A. Graf von Ingelheim, I. Swoboda, 96 S., kart.
DM 14,90

Massage
60038-5, von K. Schutt, 78 S., kart.
DM 12,90

Akupressur
1231-4, von F. T. Lie, 192 S., kart.
DM 29,90

Fußsohlenmassage
60036-9, von G. Leibold, 96 S., kart.
DM 11,90

Yoga
60093-8, von U. Thomsen, 104 S., kart.
DM 12,90

Qigong
1316-7, von L. U. Schoefer, 96 S., kart.
DM 19,90

Streß bewältigen durch Entspannung
60070-9, von Dr. med. Ch. Schenk, 122 S., kart.
DM 14,90

ISBN-Bestandteil: 3-8068- / bei Buchnummern, die mit der Ziffer 6 beginnen, lautet der ISBN-Bestandteil: 3-635

Aromatherapie
1131-8, von K. Schutt,
96 S., kart.
DM 14,90

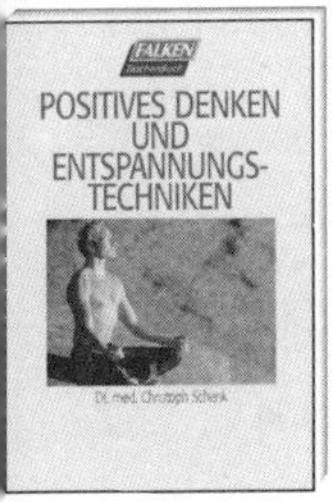

Positives Denken und Entspannungstechniken
60305-8, von Dr. med. C. Schenk, 112 S., kart.
DM 12,90

Sport

__FALKEN Reihe: Ratgeber für Reiter__
Ausstattung: zwischen 128 S. und 176 S., geb.
Preis: zwischen **DM 29,90** und **DM 39,90**
4797-5 Ich will reiten lernen
4845-9 Junge Pferde selbst ausbilden
4792-4 Reiten im Gelände

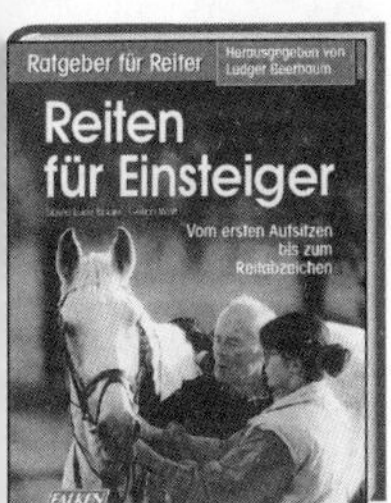

4871-8 Reiten für Einsteiger
4716-9 Reiten auf Gangpferden
4949-8 Wie verstehe ich mein Pferd?

__FALKEN Reihe: Golf Praxis__
Golf für Einsteiger
Buch: 4798-3, von O. Heuler, 160 S., geb.
DM 36,–
Video: 6209-5, VHS, ca. 45 Min.
DM 49,95*

Der Schwung
Buch: 4784-3, von O. Heuler, 128 S., geb.
DM 29,90
Video: 6180-3, VHS, ca. 45 Min.
DM 49,95*

Das kurze Spiel
Buch: 4799-1, von O. Heuler, 128 S., geb.
DM 29,90
Video: 6181-1, VHS, ca. 45 Min.
DM 49,95*

Fehler & Korrekturen
Buch: 4872-6, von O. Heuler, 144 S., geb.
DM 39,90
Video: 6182-X, VHS, ca. 45 Min.
DM 49,95*

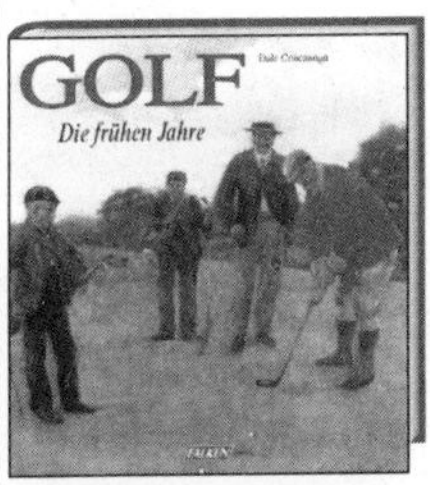

Golf. Die frühen Jahre
7339-9, von D. Concannon, 144 S., geb., mit Schutzumschlag
DM 69,90

__FALKEN Reihe: Sportregeln__
Ausstattung: zwischen 96 S. und 128 S., kart.
Preis: zwischen **DM 16,90** und **DM 24,90**
1676-X Basketball
1674-3 Pool-Billard
1675-1 Fußball
1754-5 Eishockey
1755-3 Tennis
1807-X Badminton

Tauchen
4955-2, von S. Müßig, 128 S., geb.
DM 39,90

Tennistraining mit System
4878-5, von A. Ferrauti, P. Maier, K. Weber, 192 S., geb.
DM 49,90

Billard
1313-2, von Dr. H. Stingl, 112 S., kart.
DM 29,90

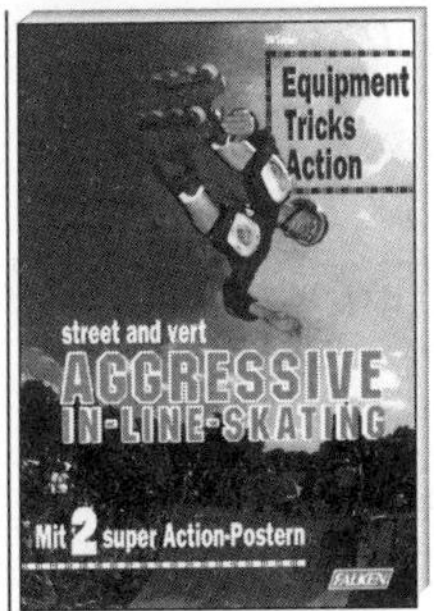

Aggressive In-Line-Skating
1836-3, Hrsg.: U. Sauter, 112 S., kart.
DM 24,90

Freeclimbing
1251-9, von T. Strobl, 160 S., kart.
DM 29,80

Snowboarding
1860-6, von A. Hebbel-Seeger, ca. 112 S., kart.
ca. DM 24,90

Angeln
60080-6, von E. Bondick, 80 S., kart.
DM 12,90

Tanzen
4948-X, von P. Wolff, 192 S., geb.
DM 49,90

Fitness/Gymnastik

Fitness-Boxen
1671-9, von F. Kürzel, P. Wastl, 96 S., kart.
DM 24,90

Fit mit Ayurveda
60260-4, von J. Douillard, 208 S., kart.
DM 19,90

Stretching
60085-7, von E. Kleila, 64 S., kart.
DM 9,90

Bodybuilding für Frauen
1510-0, von E. Wanghofer, 88 S., kart.
DM 12,90

Muskeltraining zu Hause
60100-4, von A. Balk, 128 S., kart.
DM 14,90

Kampfsport

Aikido
0537-7, von R. Brand, 280 S., kart.
DM 24,90

Judo
0305-6, von M. Ohgo, 206 S., kart.
DM 19,90

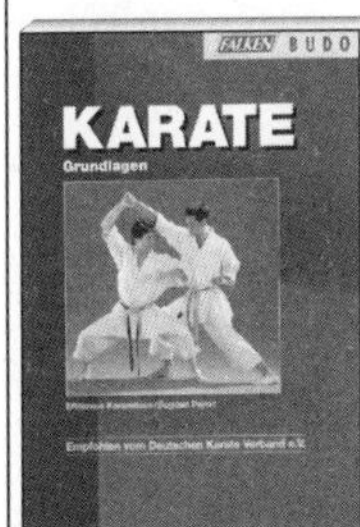

Karate Grundlagen
1863-0, von E. Karamitsos, B. Pejcic, 144 S., kart.
DM 29,90

Shaolin-Kempo Kung-Fu
1864-9, von R. Czerni, K. Konrad, 246 S., kart.
DM 29,90

25 Shotokan-Katas
0859-7, von A. Pflüger, 88 S., kart.
DM 19,90

Bruce Lee – Sein Leben und Kampf
0392-7, v. L. Lee, 136 S., kart.
DM 24,90

Bruce Lees Kampfstil 1
0473-7, von B. Lee, M. Uyehara, 112 S., kart.
DM 14,90

Bruce Lees Kampfstil 2
0486-9, von B. Lee, M. Uyehara, 128 S., kart.
DM 12,90

Dynamische Tritte
1683-2, von G. Chung, C. Rothrock, 128 S., kart.
DM 19,90

Taekwondo
0347-1, von K. Gil, 152 S., kart.
DM 19,90

Ninja
1161-X, von A. Adams, 192 S., kart.
DM 19,90

Stand der Preise 01.09.1997 · Änderungen vorbehalten / *unverbindliche Preisempfehlung

Heimwerken/Technik

FALKEN Reihe: Do it yourself
Ausstattung: zwischen 80 S., und 104 S., kart.
Preis: **DM 19,90**
1665-4 Reparaturen in Haus und Garten
1159-8 Betonieren, Mauern, Fliesen
1857-6 Bäder ausbaüen und modernisieren
1118-0 Sanitärinstallationen
1799-5 Fliesen liegen
1855-X Tapezieren und Streichen
1841-X Dachausbau
1308-6 Alarmanlagen
1859-2 Elektroarbeiten
1716-2 Sicherheit an der Haustür
1717-0 Umweltbelastungen

14983-8 **Heimwerken**
von T. Pochert, 416 S., geb.
DM 49,90

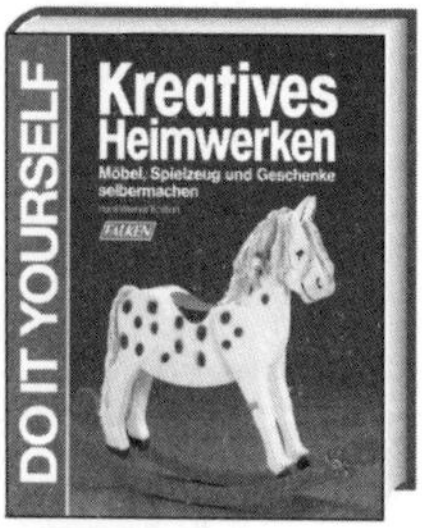

4997-8 **Kreatives Heimwerken**
v. H.-W. Bastian, 256 S., geb.
DM 49,90

Foto/Video

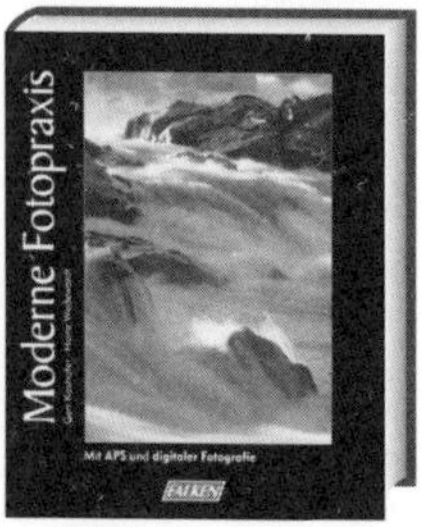

Moderne Fotopraxis
7310-0, von G. Koshofer, Prof. H. Wedewardt, 240 S., geb.
DM 49,90

Videofilmen wie ein Profi
4506-9, von T. Pehle, 232 S., geb.
DM 45,–

Zeichnen und Malen

Kreativ zeichnen
4688-X, von B. Bagnall, 176 S., geb.
DM 39,90

Aquarellmalerei
4529-8, von Prof. W. Wrisch, 136 S., geb.
DM 39,90

Kalligraphie
1044-3, von I. Schade, 80 S., kart.
DM 19,90

Airbrush
1133-4, von C. M. Mette, 80 S., kart.
DM 19,90

Seidenmalerei

Lexikon der Seidenmalerei
4737-1, von K. Huber, 208 S., geb.
DM 49,90

Einführung in die Seidenmalerei
0611-X, von R. Henge, 88 S., kart.
DM 19,90

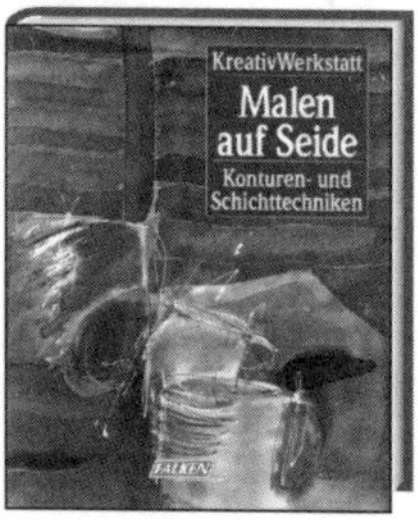

Malen auf Seide
4941-2, von C. Köhl, Shahida
112 S., geb.
DM 29,90

Aquarellieren auf Seide
4842-4, von Shahida, 112 S., geb.
DM 39,90

Verschiedene Techniken

Alles aus Wellpappe
1430-9, von I. Kasperek, 64 S., kart.
DM 19,90

Geschenke individuell verpacken
1113-X, von P. Jansen, 80 S., kart.
DM 19,90

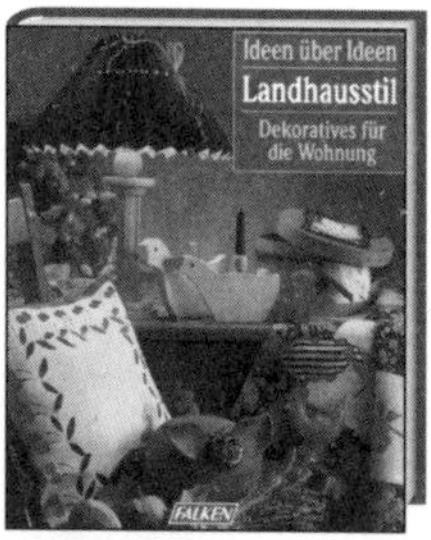

Landhausstil
7332-1, 128 S., geb.
DM 34,90

Artischockentechnik
1682-4, von M. von Perbandt, K. Teuber, 64 S., kart.
DM 19,90

Patchwork und Quilt
4803-3, von I. Kahmann u.a., 112 S., geb.
DM 29,90

Nähen
4709-6, von S. von Rudzinski, 176 S., geb.
DM 39,90

Perfekt Stricken
4821-1, von H. Jaacks, 224 S., geb.
DM 39,90

Töpfern ohne Scheibe
0896-1, von A. Riedinger, 80 S., kart.
DM 19,90

Dekorieren und Gestalten mit Naturmaterialien
4748-7, von E. Dommershausen u.a., 128 S., geb.
DM 29,90

Stempeln
1823-1, von E. Metz, P. Läpple, 80 S., kart.
DM 19,90

Freundschaftsbänder
1720-0, von A. Neeb, E. Walch u.a., 64 S., kart.
DM 19,90

Bücher, Alben, Schachteln selbermachen
4772-X, von P. Baumgartner, 96 S., geb.
DM 29,90

Geldgeschenke und Geschenkgutscheine
1684-0, von S. Haenitsch-Weiß, 64 S., kart.
DM 19,90

Einladungs-, Tisch- und Menükarten
1302-7, von S. Haenitsch-Weiß, 80 S., kart.
DM 19,90

Spiele/Denksport

Bridge für Einsteiger
1691-3, von B. Ludewig, 104 S., kart.
DM 16,90

Doppelkopf
1828-2, von U. Vohland, 96 S., kart.
DM 16,90

Kartenspiele
7333-X, von M. Mala, 176 S., geb.
DM 29,90

Kartenspiele für eine Person
1689-1, von M. Fuchs, R. Luwisch, 80 S., kart.
DM 16,90

Poker
60225-6, von C. D. Grupp, 112 S., kart.
DM 12,90

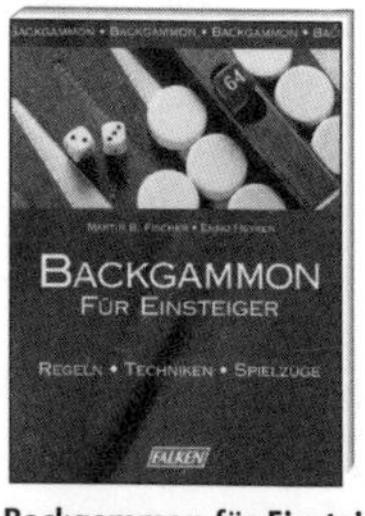

Backgammon für Einsteiger
1690-5, von M. B. Fischer, E. Heyken, 104 S., kart.
DM 16,90

ISBN-Bestandteil: 3-8068- / bei Buchnummern, die mit der Ziffer 6 beginnen, lautet der ISBN-Bestandteil: 3-635

Das Skatspiel
60151-9, von K. Lehnhoff, 112 S., kart.
DM 12,90

Schach für Einsteiger
1724-3, von E. Heyken, 120 S., kart.
DM 19,90

Spielideen für Partys
1725-1, von E. und H. Bücken, 88 S., kart.
DM 16,90

111 Spielideen, das Gedächtnis zu trainieren
1829-0, von T. Werneck, 96 S., kart.
DM 16,90

Knobeleien und Denksportaufgaben
60099-7, von K. Rechberger, 100 S., kart.
DM 12,90

Ratgeber für Kinder

FALKEN Reihe: Ratgeber für Kinder
Ausstattung: zwischen 48 S., und 64 S., geb.
Preis: **DM 19,90**
4897-1 Mein Mutmachbuch
4895-5 Mein Umzugsbuch
4898-X Mein Krankenhausbuch
4899-8 Mein Buch vom Körper
4991-9 Mein Kochbuch
4990-0 Mein Ballettbuch
4900-5 Mein Fußballbuch
4938-2 Mein Fahrradbuch
4940-4 Welches Tier passt denn zu mir?
4896-3 Mein erstes Pferdebuch

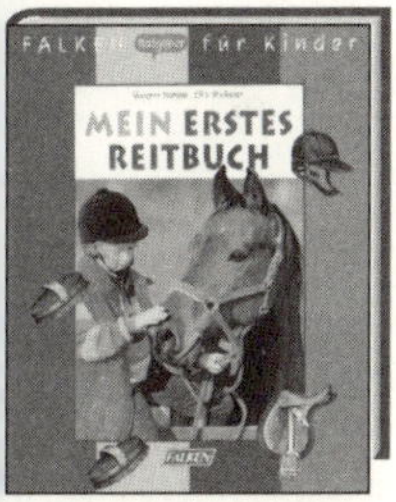

7337-2 Mein erstes Reitbuch
4894-7 Mein Katzenbuch
4939-0 Mein Hundebuch
4993-5 Mein Hamsterbuch
7338-0 Mein Meerschweinchenbuch
4992-7 Wenn meine Eltern sich trennen
7336-4 Mein Freundschaftsbuch

Kinderbeschäftigung

Lauter tolle Sachen, die Kinder gerne machen
4731-2, Hrsg.: U. Barff, 352 S., geb.
DM 39,90

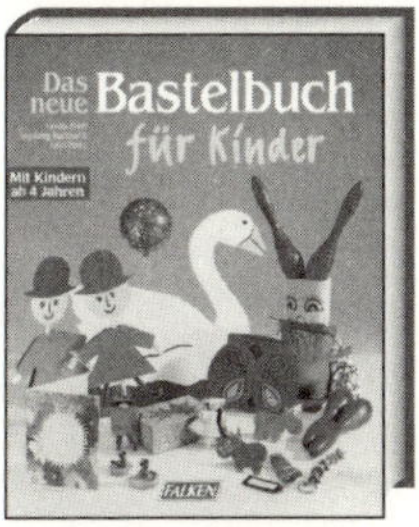

Das neue Bastelbuch für Kinder
4893-9, von U. Barff, I. Burkhardt, J. Maier, 208 S., geb.
DM 39,90

Basteln mit Pappe und Papier
4843-2, Hrsg.: U. Barff, 112 S., geb.
DM 29,90

Schminken und Verkleiden
4773-8, von W. Stelzenhammer, Hrsg.: U. Barff, 128 S., geb.
DM 29,90

Zauberbuch
7340-2, von U. Schenk, M. Sondermeyer, 112 S., geb.
DM 29,90

Spielen mit einfachen Sachen
4994-3, von A.-G. Patz, D. Patz, 112 S., geb.
DM 29,90

Spiele für Kleinkinder
60022-9, von D. Kellermann, 104 S., kart.
DM 12,90

Kinderleichte Kochrezepte für kleine Leute
4850-5, von K. Müller-Urban, 128 S., geb.
DM 19,90

Garten

FALKEN Gartenjahr
4730-4, von K. Greiner, A. Weber, P. Michaeli-Achmühle, 320 S., geb.
DM 39,90

100 englische Gärten
4885-8, von P. Taylor, 216 S., geb., mit Schutzumschlag
DM 79,–

Bauerngärten
4786-X, von U. Krüger, 128 S., geb.
DM 39,90

Gartengestaltung mit Phantasie
7318-6, von K. Greiner, Dr. A. Weber, 208 S., geb., mit Schutzumschlag
DM 79,90

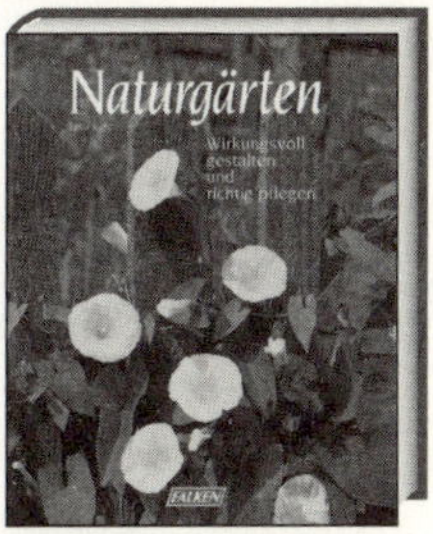

Naturgärten
4967-6, von J. Korz, 240 S., geb.
DM 69,90

Blumen, Stauden, Ziergehölze
4753-3, von K. Greiner, Dr. A. Weber, 384 S., geb.
DM 69,90

FALKEN Lexikon Gartenteich
4778-9, von I. Polaschek, A. Fischer-Nagel, 216 S., geb.
DM 49,90

Grüner wohnen
4886-6, von U. Krüger, 144 S., geb., mit Schutzumschlag
DM 49,90

Tiere

Wellensittiche
1813-4 von H. Bielfeld 96 S., kart.
DM 16,90

Alles über Papageien
1221-7, von H. Bielfeld, 80 S., kart.
DM 14,90

Alles über Kanarienvögel
0901-1, von H. Schnoor, 64 S., kart.
DM 14,90

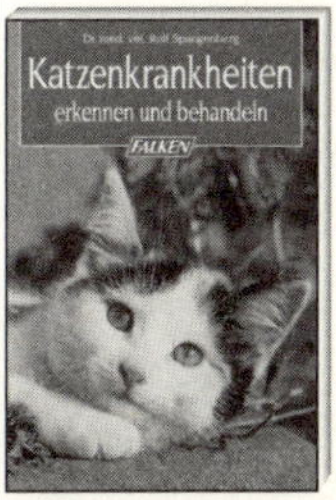

Katzenkrankheiten
1733-2, von Dr. med. vet. R. Spangenberg, 112 S., kart.
DM 16,90

Richtige Katzenernährung
1869-X, von H. Wenzel, 96 S., kart.
DM 16,90

Zwerg- und Goldhamster
1734-0, von M. Mettler, 96 S., kart.
DM 16,90

Meerschweinchen
1812-6, von M. Mettler, 96 S., kart.
DM 16,90

Das Süßwasseraquarium
4752-5, von Dr. med. vet. J. Etscheidt, 224 S., geb.
DM 49,90

Terrarium
7313-5, von W. Ullrich, 128 S., geb.
DM 29,90

FALKEN Reihe: Hundebibliothek
Ausstattung: zwischen 80 S. und 112 S., kartoniert
Preis: zwischen **DM 16,90** und **DM 19,90**
1604-2 Hundekrankheiten erkennen und behandeln

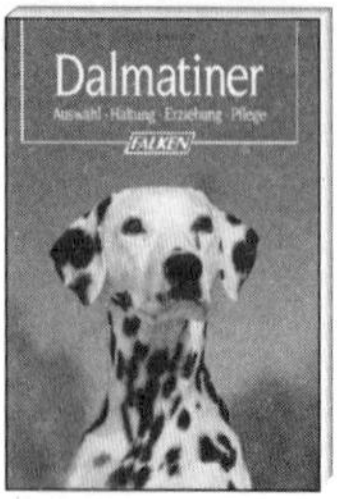

1757-X Dalmatiner
1756-1 Dackel
1677-8 Labrador, Retriever
1643-3 Golden Retriever
1644-1 Neufundländer und Landseer
1642-5 Yorkshire Terrier
1512-7 Streuner und Tierheimhunde
1596-8 Boxer
1514-3 West Highland White Terrier
1513-5 Schäferhunde
1808-8 Setter
1866-5 Siberian Husky
1809-6 Hovawart
1811-8 Foxterrier
1868-X Richtige Hundeernährung
1810-X Rechtsratgeber für Hundehalter

Die beliebtesten Hundenamen
1681-6, von H.-J. Schließke, 96 S., kart.
DM 9,90

Das neue Hundebuch
60079-2, von W. Busak, 124 S., kart.
DM 14,90

Erfolgreiche Hundeerziehung
4808-4, von U. Birr, 144 S., geb.
DM 29,90

Reisevideo

FALKEN Reihe: Reisevideos
Ausstattung: VHS, ca. 60 Min. Laufzeit, in Farbe
Preis: **DM 39,95***

FALKEN hat Reisevideos zu über 70 Urlaubszielen in aller Welt von **A** bis **Z**

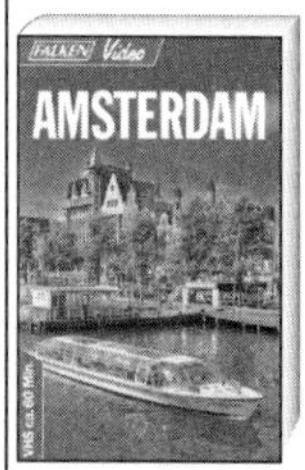

6249-4 Amsterdam

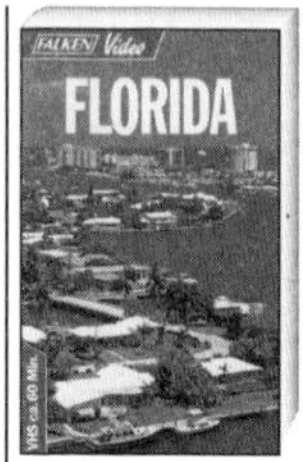

6228-1 Florida

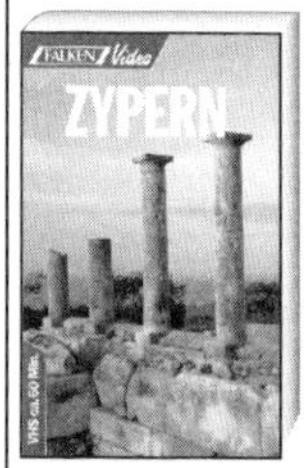

6206-0 Zypern

ISBN-Bestandteil: 3-8068- / bei Buchnummern, die mit der Ziffer 6 beginnen, lautet der ISBN-Bestandteil: 3-635

BESTELLSCHEIN

Hiermit bestelle ich aus dem Programm der Verlagsgruppe FALKEN, Postfach 11 20, D-65521 Niedernhausen, **durch die Buchhandlung:**

Falls durch besondere Umstände Preisänderungen notwendig werden, erfolgt Auftragserledigung zu dem bei der Lieferung gültigen Preis.
(Soweit gesetzlich nicht anders vorgesehen, ist der Erfüllungsort und Gerichtsstand der jeweilige Sitz der Lieferfirma).

Anzahl	Bestell-Nr.:	Titel	Einzelpreis	Gesamtpreis
			Summe	

zzgl. Porto- und Versandkosten

Name: Straße:

Ort:

Datum: Unterschrift:
(Bei Jugendlichen der gesetzliche Vertreter)

FTB-VV H '9

FALKEN

Der Spezialist für nützliche Bücher und Videos

Werbemittel-Nr. 99142